医药高职高专院校药学教材

上海市高职高专药学专业"085工程"项目建设成果

药物化学学习指导

YAOWU HUAXUE XUEXI ZHIDAO

主 编 周淑琴

编 者（按姓氏汉语拼音排序）

陈群力 杜文炜 李 瑾 刘晓睿

陆 叶 唐 浩 熊野娟 姚 虹

张宜凡 张一芳 赵 梅 周淑琴

U0276863

复旦大学出版社

图书在版编目(CIP)数据

药物化学学习指导/周淑琴主编. —上海：复旦大学出版社，2015.2(2019.3 重印)
(医药高职高专院校药学教材)
ISBN 978-7-309-11224-5

Ⅰ. 药…　Ⅱ. 周…　Ⅲ. 药物化学-高等职业教育-教学参考资料　Ⅳ. R914

中国版本图书馆 CIP 数据核字(2015)第 021291 号

药物化学学习指导
周淑琴　主编
责任编辑/魏　岚

复旦大学出版社有限公司出版发行
上海市国权路 579 号　邮编：200433
网址：fupnet@ fudanpress. com　http://www. fudanpress. com
门市零售：86-21-65642857　团体订购：86-21-65118853
外埠邮购：86-21-65109143　出版部电话：86-21-65642845
江苏凤凰数码印务有限公司

开本 787×1092　1/16　印张 9.25　字数 215 千
2019 年 3 月第 1 版第 2 次印刷

ISBN 978-7-309-11224-5/R · 1434
定价：38.00 元

Qian Yan 前言

　　根据教育部《关于加强高职高专教育教材建设的若干意见》和《上海高等教育内涵建设"085"工程实施方案》的文件精神,编写组在药学专业指导委员会的指导下,以充分体现"就业为导向、能力为本位"的职业教育理念,体现以应用为目的,以必需、够用为度,以讲清概念、强化应用为教学重点,培养知识型、发展型的药学技能人才为目的,依据药学专业的人才培养方案和《药物化学》的课程标准而编写。

　　编写工作从对药物制剂企业、医药营销公司、医院药房等企事业单位的药物制剂、药物检测、药品销售、药物调剂和临床用药等职业岗位的分析入手,梳理出岗位所需要的工作任务,提炼出岗位所需的知识、技能和素养的要求,并对接职业资格证书(四级)的医药商品购销员、药物分析工、药物制剂工的鉴定,涵盖全国卫生专业技术资格考试药学(中级)和全国执业药师资格考试考点知识。

　　本教材按照各类药物展开,内容有药物的化学结构与药效的关系、药物的体内代谢和变质反应、先导化合物的优化和结构修饰、麻醉药、镇静催眠药、抗癫痫药、抗震颤麻痹药及抗精神失常药、镇痛药和镇咳祛痰药、中枢兴奋药、拟胆碱药和抗胆碱药、拟肾上腺素药和抗肾上腺素药、抗过敏药和抗溃疡药、解热镇痛药及非甾体抗炎药、心血管系统药物、抗生素、合成抗菌药及抗病毒药、抗寄生虫病药、抗肿瘤药物、激素类药物、维生素类药物等十九章。各章列有学习目标、学习内容和目标检测,书后有名词解释、填空题和选择题的参考答案,以供读者学习后成果的检测,也便于教师在备课和教学中参考。

　　本教材在编写过程中,得到了上海仁会生物制药股份有限公司陶青萍高级工程师的大力支持并进行审稿,在此致以深切的谢意!

　　由于编者水平有限,编写时间有限,书中难免仍有不足,恳请读者和教育界同仁予以批评指正。

编者

2015 年 2 月

目录

Mu Lu

第一章

绪　　论

药·物·化·学·学·习·指·导

学习目标

1. 会应用药物的定义，判断其与其他化合物的区别。
2. 理解药物化学定义的内涵，找到学习药物化学的方法。
3. 认识药物化学的发展概况，指导学习药物化学的意义。
4. 区别药物的通用名、化学名和商品名，并会在实际工作中运用。

学习内容

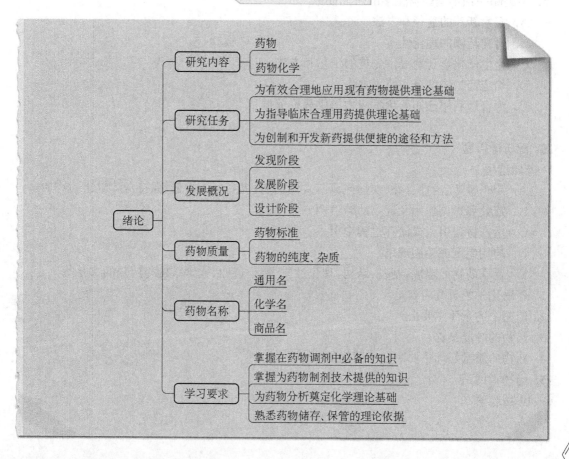

绪论
- 研究内容
  - 药物
  - 药物化学
- 研究任务
  - 为有效合理地应用现有药物提供理论基础
  - 为指导临床合理用药提供理论基础
  - 为创制和开发新药提供便捷的途径和方法
- 发展概况
  - 发现阶段
  - 发展阶段
  - 设计阶段
- 药物质量
  - 药物标准
  - 药物的纯度、杂质
- 药物名称
  - 通用名
  - 化学名
  - 商品名
- 学习要求
  - 掌握在药物调剂中必备的知识
  - 掌握为药物制剂技术提供的知识
  - 为药物分析奠定化学理论基础
  - 熟悉药物储存、保管的理论依据

目标检测

一、名词解释

1. 药物　2. 药物化学　3. 药物纯度　4. 杂质　5. 药品标准　6. 通用名　7. 化学名
8. 商品名

二、单项选择题

1. 药物化学研究的主要物质是哪一类
   A. 生物制剂　　B. 化学药物　　C. 中药制剂　　D. 中草药　　E. 天然药物

2. 下面哪个药物的作用与受体无关
   A. 氯沙坦　　　B. 奥美拉唑　　C. 降钙素　　　D. 普仑司特　　E. 氯贝胆碱

3. 下列哪一项不属于药物的功能
   A. 缓解胃痛　　　　　　　　　B. 去除脸上皱纹
   C. 避孕　　　　　　　　　　　D. 预防脑血栓
   E. 碱化尿液,避免酸性不溶水的药物在尿中结晶

4. 硝苯地平的作用靶点为哪一项
   A. 离子通道　　B. 细胞壁　　　C. 受体　　　　D. 核酸　　　　E. 酶

5. 下列哪一项不是药物化学的研究任务
   A. 探索新药的途径和方法
   B. 研究药物的理化性质
   C. 为生产化学药物提供先进的工艺和方法
   D. 确定药物的剂量和使用方法
   E. 为合理利用已知的化学药物提供理论依据

三、配伍选择题

1～5 题选项

   A. 用于预防、治疗、诊断疾病或调节人体功能、提高生活质量、保持身体健康的物质
   B. 疗效和毒副作用及药物的纯度两方面
   C. 生产过程引入或储存过程中引入
   D. 药用纯度或药用规格
   E. 化学药物的组成、制备、结构、理化性质、转运代谢、化学结构与药效的关系等

1. 药物化学的研究内容是
2. 药物中的杂质主要由
3. 药物的纯度又称
4. 药物的质量好坏主要决定于药物的
5. 药物指的是

6～10 题选项

   A. 俗名　　　　　　　　　B. INN 名称　　　　　　　　C. 商品名

D．化学名   E．通用名

6. 对乙酰氨基酚

7. 泰诺

8. Paracetamol

9. N-(4-羟基苯基)乙酰胺

10. 醋氨酚

四、多项选择题

1. 药物化学是研究药物的哪些内容

A．组成及化学结构   B．化学结构与药效   C．生产制备

D．体内转运代谢   E．理化性质

2. 药物化学的主要任务是什么

A．探索寻找新药的途径

B．分析检验药物的纯度

C．为临床药理实验、检验药物的疗效和毒副作用提供理论依据

D．为有效地利用现有药物提供理论基础

E．为生产化学药物提供更好的方法和工艺

3. 药物的纯度体现在哪些方面

A．药物的性状   B．药物的物理常数   C．药物的杂质限量

D．药物的有效成分含量   E．药物的生物活性

4. 药物中杂质的来源主要有哪些

A．药物的水解   B．药物的氧化   C．原料不纯

D．中间产物或副产物   E．制备所用设备

5. 与药物质量好坏评价不相关的条件是哪些

A．药物的疗效好   B．药物的副作用少、毒性小

C．药物中的杂质含量越少越好   D．药物中的杂质来源分两个部分

E．药物中允许杂质存在一定量

6. 下列哪些药物以酶为作用靶点

A．吗啡   B．阿司匹林   C．降钙素

D．卡托普利   E．溴新斯的明

7. 已发现的药物的作用靶点包括哪些

A．受体   B．核酸   C．细胞核

D．离子通道   E．酶

8. 按照药物名称的相关规定,药物的命名包括哪些内容

A．通用名   B．化学名(中文和英文)   C．商品名

D．常用名   E．俗名

9. 下列哪些药物是受体拮抗剂

A．苯海拉明   B．普萘洛尔   C．氟哌啶醇

D．可乐定   E．雷尼替丁

10. 下列哪些药物作用于肾上腺素 β 受体

    A. 雷尼替丁   B. 沙丁胺醇   C. 可乐定

    D. 普萘洛尔   E. 阿替洛尔

五、简答题

  1. 药物和药品有何区别?

  2. 药物化学的研究任务包括哪些?

  3. 药物化学研究的内容有哪些?

  4. 药物的作用靶点有哪些? 请举例说明。

  5. 如何评定药物的质量?

  6. 什么是杂质? 药物中的杂质来源途径有哪些? 药物的杂质限量制定的依据是什么?

  7. 药物的名称包括哪些? 通过相关网站,查找国内有关药物名称管理方面的规定。

  8. 就专业培养目标和要求而言,学习药物化学的重点是什么?

第二章

药物的化学结构和药效的关系

学习目标

1. 理解药物的化学结构和药效的关系(简称构效关系)的含义。

2. 理解药物结构产生药效的主要因素。

3. 理解药物的理化性质、电子云密度分布、立体异构、官能团间的距离、键合特征对药效的影响。

4. 识别结构特异性药物和结构非特异性药物。

学习内容

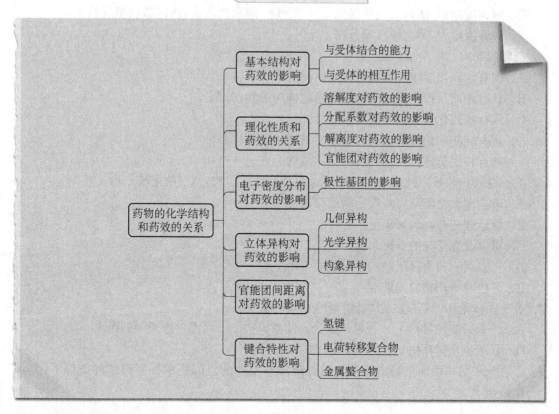

目标检测

一、名词解释

1. 构效关系(SAR)　　**2.** 结构非特异性药物　　**3.** 结构特异性药物　　**4.** 受体　　**5.** 药效结构　　**6.** 分配系数 P　　**7.** 电荷转移复合物(CTC)

二、单项选择题

1. 药物分子中引入烃基、卤素原子等可使药物的水溶性或脂溶性有何变化

　　A．水溶性增高　　　　　　B．水溶性不变　　　　　　C．脂溶性不变

　　D．脂溶性降低　　　　　　E．脂溶性增高

2. 药物分子中引入羟基、羧基等可使药物的水溶性或脂溶性有何变化

　　A．水溶性降低　　　　　　B．水溶性不变　　　　　　C．水溶性增高

　　D．脂溶性不变　　　　　　E．脂溶性增高

3. 一般来说,酸性药物在体内随介质 pH 增大,发生下列哪种变化

　　A．解离度不变,体内吸收率不变　　　　B．解离度减小,体内吸收率降低

　　C．解离度增大,体内吸收率升高　　　　D．解离度减小,体内吸收率升高

　　E．解离度增大,体内吸收率降低

4. 一般来说,碱性药物在体内随介质 pH 增大,发生下列哪种变化

　　A．解离度减小,体内吸收率升高　　　　B．解离度不变,体内吸收率不变

　　C．解离度减小,体内吸收率降低　　　　D．解离度增大,体内吸收率降低

　　E．解离度增大,体内吸收率升高

5. 药物的基本结构是指什么

　　A．具有相同化学组成药物的化学结构

　　B．具有相同药理作用的药物的化学结构中的相同部分

　　C．具有相同化学结构的药物

　　D．具有相同理化性质的药物的化学结构中的相同部分

　　E．具有相同药理作用的药物的化学结构

6. 关于在药物的基本结构中引入烃基对药物的性质影响,错误的是哪一项

　　A．可以增加位阻从而降低药物的稳定性

　　B．可以改变药物的解离度

　　C．可以改变药物的分配系数

　　D．可以改变药物分子结构中的空间位阻

　　E．可以改变药物的溶解度

7. 关于立体结构对药效的影响,错误的是哪一项

　　A．分子的旋光异构　　　　B．分子的构象异构　　　　C．原子间的距离

　　D．分子的几何异构　　　　E．分子的同分异构

8. 药物分子结构中两个特定原子之间的距离与受体的空间距离在下列哪种条件下,其作用最强

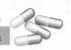

A．小于受体的空间距离　　　　　B．相似或为其倍数

C．大于受体的空间距离 1.5 倍　　D．大于受体的空间距离 1.8 倍

E．大于受体的空间距离 2 倍

9. 药物几何异构对药效的影响一般表现为反式结构比顺式结构，下列哪一项正确

A．生物活性强　　　　　　　　　B．生物活性弱

C．生物活性相等　　　　　　　　D．与受体的互补性较差

E．不能确定

10. 具有手性的药物可能存在光学异构体，多数药物光学异构体的什么相同

A．体内代谢和排泄相同　　　　　B．体内吸收和分布相同

C．生物作用相同　　　　　　　　D．物理性质相同

E．化学性质相同

11. 氢键对药物的理化性质有重大影响，当药物与溶剂形成氢键时，下列哪一项正确

A．可增加脂溶性　　　　　　　　B．可促使透过生物膜

C．可增加水溶解度　　　　　　　D．可降低水溶性

E．可降低药物极性

12. 电荷转移复合物的缩写符号为哪一个

A．SD－Na　　　　　　B．6－APA　　　　　C．CTC

D．TCT　　　　　　　　E．7－ACA

13. 电荷转移复合物（或称电荷迁移配合物）是由电子相对丰富的分子与电子相对缺乏的分子间通过电荷转移而发生键合形成的复合物，电子相对丰富的分子称为什么体

A．同分异构体　　　　　B．几何异构体　　　　C．电子的给予体

D．构象异构体　　　　　E．电子的接受体

14. 关于电荷转移复合物形成对药物性质的影响，错误的是哪一项

A．可以降低药物的稳定性　　　　B．可以防止药物水解

C．可减小药物的溶解度　　　　　D．可以提高药物在体内的吸收度

E．可增加药物的稳定性

15. 关于金属螯合物作用的主要用途，错误的是哪一种

A．新药的设计和开发　　　　　　B．降低药物的稳定性

C．灭菌消毒剂　　　　　　　　　D．抗恶性肿瘤药物

E．重金属中毒的解毒剂

16. 可使药物水溶性增加的基团是哪一个

A．羟基　　　　　　　　B．烷基　　　　　　　C．卤素

D．酯基　　　　　　　　E．苯基

17. 药物与受体结合并能产生特定药理作用的构象为哪一种

A．药效构象　　　　　　B．顺式构象　　　　　C．反式构象

D．最低能量构象　　　　E．优势构象

18. 关于具有相同基本结构的药物，正确的是哪一项

A．它们异构体的药理作用也相同

B．它们的药理作用一定不相同

C．它们的药理作用强弱与取代基没有关系

D．它们的药理作用可能相同，也可能不同

E．它们的作用长短与取代基没有关系

19．关于药物的解离度与生物活性的关系，下列哪一项正确

A．增加解离度，有利吸收，活性增强

B．合适的解离度有最大活性

C．增加解离度，离子浓度增加，活性增强

D．增加解离度，离子浓度下降，活性增强

E．增加解离度，不利于吸收

20．QSAR 是指什么

A．前体药物　　　　　　B．电荷转移复合物　　　　　C．生物电子等排体

D．构效关系　　　　　　E．定量构效关系

21．下列叙述中哪项是不正确的

A．旋光异构体的生物活性有时存在很大的差别

B．完全离子化的化合物在胃肠道难以吸收

C．羟基与受体以氢键相结合，当其酰化成酯后活性多降低

D．化合物与受体间相互结合时的构象称为药效构象

E．脂溶性越小的药物，生物活性越小

22．药物的亲脂性与生物活性的关系是什么

A．增强亲脂性，有利吸收，活性增强　　　　B．降低亲脂性，不利吸收，活性下降

C．增强亲脂性，使作用时间缩短　　　　　　D．适度的亲脂性才有最佳的活性

E．降低亲脂性，使作用的时间延长

23．下列叙述中哪一项是不正确的

A．对映异构体间可能一个有活性，另一个没有活性

B．对映异构体间可能会产生相同的药理活性，但强度不同

C．对映异构体间可能会产生相同的药理活性和强度

D．对映异构体间可能会产生不同类型的药理活性

E．对映异构体间不会产生相反的活性

24．哪个是药物与受体间的不可逆的结合力

A．金属键　　　　　　　B．离子偶极　　　　　　　　C．范德华力

D．共价键　　　　　　　E．氢键

25．含有几何异构因素的药物是哪个

A．氧氟沙星　　　　　　B．己烯雌酚　　　　　　　　C．奥沙西泮

D．卡托普利　　　　　　E．阿奇霉素

三、配伍选择题

1～5 题选项

A．构效关系　　　　　　B．lg$P$　　　　　　　　　C．结构非特异性药物

D．药效构象　　　　　　E．结构特异性药物

1. 评价药物亲脂性
2. 药效主要受药物理化性质影响
3. 化学结构改变直接影响其药效
4. 药物与受体相互作用时与受体互补的药物构象
5. 药物的化学结构和药效之间的关系

6～10 题选项

 A. 药物基本结构　　　　B. 羟基　　　　　　　C. 氢键、CTC 和金属螯合物
 D. 烃基和酯键　　　　　E. 几何异构、光学异构和构象异构

6. 为了增强药物与受体的结合力,增加水溶性,改变生物活性,可以在药物结构中引入
7. 为了提高药物的稳定性或增加空间位阻,可以在药物结构中引入
8. 具有相同药理作用的药物,其相同部分的化学结构称为
9. 立体结构对药效的影响主要表现为
10. 键合特性对药效的影响主要表现为

四、多项选择题

1. 药物基本结构中,影响药效的常见特性官能团有哪些
 A. 醚和硫醚键　　　　　B. 巯基　　　　　　　C. 烃基
 D. 磺酸、羧酸和酯　　　E. 酰胺和胺类

2. 药物结构对药效的影响中,常见的立体结构对药效的影响有哪些
 A. 原子间的距离　　　　B. 电荷转移复合物　　C. 旋光异构
 D. 顺反异构　　　　　　E. 构象异构

3. 常见的键合特性对药效的影响有哪些
 A. 氢键的形成　　　　　B. 构象异构　　　　　C. 旋光异构
 D. 金属螯合物　　　　　E. CTC 的形成

4. 在药物基本结构中引入下列哪些基团可以提高脂水分配系数
 A. 烃基　　　　　　　　B. 卤素原子　　　　　C. 羟基
 D. 羧基　　　　　　　　E. 硫醚键

5. 关于药物水溶性,正确的是哪些
 A. 与所含的极性基团有关系　　　　B. 含有较大的烃基时,使药物水溶性增大
 C. 与药物形成氢键能力无关　　　　D. 分配系数 $\lg P$ 值越大,表示水溶性越高
 E. 与药物的结构有关

6. 可使药物亲水性增加的基团有哪些
 A. 羧基　　　　　　　　B. 羟基　　　　　　　C. 磺酸基
 D. 烷基　　　　　　　　E. 苯基

7. 影响药物生物活性的因素有哪些
 A. 药物的官能团　　　　B. 立体异构　　　　　C. $\lg P$
 D. pKa　　　　　　　　E. 电子密度分布

8. 药物与受体的结合方式有哪些
 A. 氢键　　　　　　　　B. 疏水键　　　　　　C. 电荷转移复合物

D．共轭作用　　　　　　E．静电引力

9. 决定药物解离度的主要因素有哪些
   A．介质的 pH　　　　　B．药物的解离常数　　　　C．药物分子中官能团间的距离
   D．分子量的大小　　　　E．分子的构象

10. 解离度对弱酸性药物药效的影响有哪些
    A．在胃液中(pH 1.4)，解离多，不易被吸收
    B．在肠道中(pH 8.4)，易解离，易被吸收
    C．在肠道中(pH 8.4)，易解离，不易被吸收
    D．在肠道中(pH 8.4)，不易解离，易被吸收
    E．在胃液中(pH 1.4)，解离少，易被吸收

11. 下列哪些概念是错误的
    A．药物分子电子云密度分布是均匀的　　B．药物分子电子云密度分布是不均匀的
    C．电子云密度分布对药效无影响　　　　D．受体的电子云密度分布是不均匀的
    E．药物的结构中只带正电荷

12. 下列属于非共价键结合形式的是哪些
    A．疏水键　　　　　　　B．氢键　　　　　　　　C．范德华力
    D．静电引力　　　　　　E．电荷转移复合物

13. 下列哪些基团可以和受体形成氢键
    A．卤素　　　　　　　　B．羧基　　　　　　　　C．羟基
    D．羰基　　　　　　　　E．氨基

14. 生物活性有差别的光学异构体有哪些
    A．异丙嗪　　　　　　　B．氯苯那敏　　　　　　C．氯霉素
    D．氧氟沙星　　　　　　E．维生素 C

15. 下列哪些说法是合理的
    A．基本结构相同的药物，其药理作用不一定相同
    B．合适的脂水分配系数会使药物具有最佳的活性
    C．药物的脂水分配系数是影响其作用时间长短的因素之一
    D．增加药物的解离度会使药物的活性下降
    E．作用于中枢神经系统的药物应具有较大的脂溶性

五、简答题

1. 药物与受体是通过什么方式结合的？
2. 药物产生药效的决定因素有哪些？
3. 试以反式己烯雌酚为例，说明官能团之间的距离对药效的影响。
4. 形成电荷转移复合物的意义是什么？
5. 试以雌二醇的 C_{17} 位引入 α-甲基为例，说明药物分子中引入烃基的目的。
6. 影响药物生物活性的立体化学因素主要有哪些？选择其中一个因素加以说明。

第三章

药物的体内代谢和变质反应

药·物·化·学·学·习·指·导

学习目标

1. 描述药物发生水解和自动氧化反应的结构类型、外界影响因素、药物代谢反应的类型。

2. 应用预防变质反应发生的相关措施,解决稳定性较差药物的制剂调配和储存保管问题。

3. 理解第 I 相和第 II 相生物转化反应的类型。

4. 理解药物代谢在新药研究中的应用。

学习内容

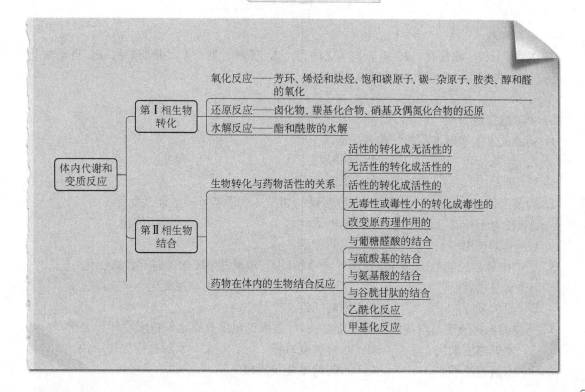

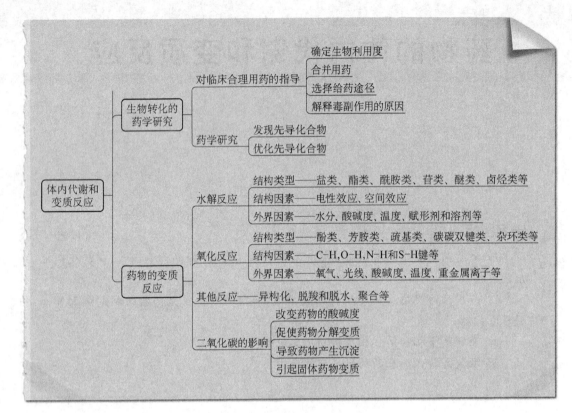

目标检测

一、名词解释

1. 第Ⅰ相生物转化　2. 第Ⅱ相生物结合　3. 谷胱甘肽　4. 邻助作用　5. 自动氧化反应　6. 先导化合物　7. 软药　8. 硬药

二、单项选择题

1. 药物易发生水解变质的结构是什么
   - A. 烃基
   - B. 酚羟基
   - C. 羧基
   - D. 酯键
   - E. 苯环

2. 利多卡因酰胺键不易水解是因为酰胺键的邻位2个甲基可产生什么变化
   - A. 给电子诱导
   - B. 给电子共轭
   - C. 分子间催化
   - D. 邻助作用
   - E. 空间位阻

3. 药物中最常见的酰胺、酯键、苷键等，一般来说在溶液的pH增大时有什么变化
   - A. 愈易水解
   - B. 不水解
   - C. 易氧化
   - D. 没关系
   - E. 不能确定

4. 药物的水解速度与溶液的温度变化有关，一般来说温度升高水解速度有什么变化
   - A. 水解速度加快
   - B. 水解速度减慢
   - C. 水解速度先慢后快
   - D. 水解速度不变
   - E. 水解速度先快后慢

5. 某些重金属离子的存在可促使药物的水解,所以在这些药物溶液中加入 EDTA 的作用是什么

    A. 增加溶液酸性   B. 增加药物碱性   C. 与重金属离子结合

    D. 增加药物的氧化性   E. 增加药物还原性

6. 对于易发生水解的药物,为了提高其稳定性可以采取什么措施

    A. 加入氧化剂   B. 加入还原剂   C. 调节 pH 值

    D. 加入重金属盐   E. 高温加热

7. 药物易发生自动氧化变质的结构是哪个

    A. 酯键   B. 苯环   C. 烃基

    D. 酚羟基   E. 羧基

8. 药物的自动氧化反应是指药物与什么反应

    A. 浓硫酸的反应   B. 过氧化氢的反应   C. 硝酸的反应

    D. 空气中氧气的反应   E. 高锰酸钾的反应

9. 对于易发生自动氧化的药物,可采用下列哪种方法增加其稳定性

    A. 紫外光照射   B. 长时期露置在空气中 C. 加入氧化剂

    D. 加入抗氧剂   E. 增加氧的浓度

10. 在苯酚环上引入供电子基(如氨基、羟基、烷氧基、烷基)时有什么变化

    A. 自动氧化减慢   B. 自动氧化不变   C. 自动氧化加快

    D. 自动氧化先慢后快   E. 自动氧化先快后慢

11. 含有芳环的药物在体内的代谢一般通过什么

    A. 芳环的卤代   B. 芳环的氧化   C. 芳环的取代

    D. 芳环的还原   E. 芳环的烃化

12. 具有羧基、疏基等官能团的药物或代谢物在体内代谢时,主要与什么相结合

    A. 氨基酸   B. 磺酸基   C. 谷胱甘肽

    D. 葡萄糖   E. 葡萄糖醛酸

三、配伍选择题

1~5 题选项

    A. 可以在药液中通入 CO_2 或 N_2

    B. 焦亚硫酸钠、硫代硫酸钠、亚硫酸氢钠、维生素 C 等

    C. 没食子酸丙酯、二叔丁基对甲苯酚、维生素 E 等

    D. 自动氧化速度加快 3 倍

    E. 可以调至最稳定的 pH 值

1. 水溶性抗氧剂有

2. 为了减少氧对药物的影响,除了尽量减少药物与氧接触外,还

3. 为了调节溶液的酸碱性,达到延缓氧化的目的

4. 易氧化的药物或制剂在制备和储存时,温度每升高 10℃,则

5. 油溶性抗氧剂有

6～10 题选项

A．胺类药物的代谢　　　　　　　　B．芳烃类药物的代谢

C．酯类药物的代谢　　　　　　　　D．亚砜类药物的代谢

E．硝基类药物的代谢

6. 发生羟基化反应

7. 发生脱烃基反应

8. 发生水解反应

9. 发生氧化反应

10. 发生还原反应

四、多项选择题

1. 药物的变质反应主要有哪些

A．聚合反应　　　　　　B．氧化反应　　　　　　C．异构化反应

D．还原反应　　　　　　E．水解反应

2. 药物在体内的代谢反应主要有哪些

A．聚合反应　　　　　　B．还原反应　　　　　　C．取代反应

D．水解反应　　　　　　E．氧化反应

3. 影响药物水解的外界因素有哪些

A．水分的影响　　　　　　　　　　B．溶液的酸碱性影响

C．重金属离子的影响　　　　　　　D．温度的影响

E．压强的影响

4. 影响药物自动氧化的外界因素有哪些

A．氧的浓度　　　　　　　　　　　B．金属离子的影响

C．溶液酸碱性的影响　　　　　　　D．温度的影响

E．光线的影响

5. 有机药物中常见易水解的基团有哪些

A．酯键　　　　B．苷键　　　　C．酰肼　　　　D．酰胺　　　　E．酰脲

6. 有机药物中常见易自动氧化的基团有哪些

A．芳香第一胺　　　　　　B．酚羟基　　　　　　C．烯醇

D．苯环　　　　　　　　　E．烷烃

7. 易水解的药物在制备注射剂和储存时，可以采用以下哪些措施提高稳定性

A．用流通蒸汽灭菌　　　　B．加入 EDTA　　　　C．加入抗氧剂

D．制备成粉针剂　　　　　E．密封保存

8. 对易发生自动氧化的药物在制剂或储存时应注意些什么

A．低温　　　　　　　　　B．遮光　　　　　　　C．加入 EDTA

D．加抗氧剂　　　　　　　E．密封

9. 下列哪些变化属于二氧化碳对药物质量的影响

A．使药物分解变质　　　　B．使药物沉淀变质　　　C．使药物氧化变质

D．改变药物的酸度　　　　E．固体药物变质

10. 抗结核药对氨水杨酸可以进行下列哪些结合反应

　　A．与谷胱甘肽的结合反应　　　　B．与葡萄糖醛酸的结合反应

　　C．乙酰化结合反应　　　　　　　D．甲基化反应

　　E．与氨基酸的结合反应

五、简答题

1. 药物在体内酶的催化下发生哪些化学反应？用反应式加以说明。

2. 生物转化与药物活性的关系有哪些？对临床合理用药有哪些指导性意义？

3. 药物的变质反应是指哪些反应？

4. 影响药物水解的内因和外因有哪些？防止药物水解的措施有哪些？

5. 影响药物自动氧化的内因和外因有哪些？防止药物自动氧化的措施有哪些？

6. 二氧化碳对药物质量有何影响？

第四章

先导化合物的优化和结构修饰

药·物·化·学·学·习·指·导

学习目标

1. 列出先导化合物优化的方法,理解生物电子等排原理、前药原理。
2. 知道药物化学结构修饰的各种作用,会解释某些药物化学结构修饰的目的。
3. 知道药物化学结构修饰的常用方法,并能举例说明。

学习内容

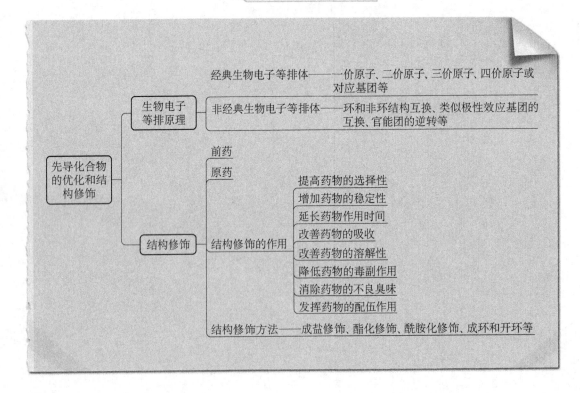

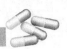

目标检测

一、名词解释

1. 经典的生物电子等排体　2. 非经典的生物电子等排体　3. 前药　4. 原药　5. 成盐修饰　6. 成酯修饰

二、单项选择题

1. 以下对前药的描述正确的是哪项
   A. 在体内不能被代谢,直接从胆汁或者肾脏排泄的药物
   B. 本身具有活性,在体内经可控制的代谢作用后转为无活性和无毒性化合物的药物
   C. 又称为先导化合物
   D. 在生物体中发现的具有生物活性的化合物
   E. 在体外无活性或活性较小,在体内经酶或非酶作用,释放出活性物质而产生药理作用的化合物

2. 以下基团不属于生物电子等排体的是哪一种
   A. —NH₂,—OH—
   B. —H,—O—
   C. —S—,—CH=CH—
   D. —N=,—CH=
   E. —Cl,—CH₃

3. 抗代谢、抗肿瘤药物氟尿嘧啶的设计应用了以下哪种方法
   A. 前药原理
   B. 硬药
   C. 软药
   D. 药物潜伏化
   E. 生物电子等排原理

4. 药物结构修饰的方法不包括
   A. 成盐
   B. 酯化
   C. 水解
   D. 环化
   E. 酰胺化

5. 将药物进行成酯修饰可能会使药物发生下列哪种变化
   A. 缩短药物作用时间
   B. 降低其脂溶性
   C. 消除其脂溶性
   D. 细胞外发挥作用
   E. 可能会减少刺激性

6. 要减少药物对中枢神经系统的不良反应,可以采取以下哪种措施
   A. 引入增加水的基团
   B. 提高药物脂水分配系数
   C. 降低药物解离度
   D. 引入季铵基团
   E. 进行成盐修饰

7. 将氟奋乃静制成氟奋乃静癸酸酯的目的是什么
   A. 改善药物的组织选择性
   B. 降低药物的活性
   C. 降低药物的毒副作用
   D. 提高药物的水溶性
   E. 延长药物作用时间

8. 将治疗前列腺癌的己烯雌酚进行结构修饰,制成己烯雌酚二磷酸酯的目的是什么
   A. 提高药物的组织选择性
   B. 延长药物作用时间
   C. 改善药物的溶解度
   D. 提高药物的稳定性
   E. 提高药物的活性

9. 下列对前药原理的作用叙述错误的是哪项
   A．可以改善药物的溶解度 　　　　B．可以消除药物的苦味
   C．可以提高药物的稳定性 　　　　D．可以缩短药物在体内的作用时间
   E．可以改善药物在体内的吸收

10. 对睾酮进行结构修饰,制成 17-丙酸酯、17-苯乙酸酯或 17-环戊丙酸酯的目的是什么
   A．消除药物的苦味 　　　　B．发挥药物的配伍作用
   C．降低药物的毒副作用 　　　　D．提高药物的选择性
   E．提高药物的稳定性

11. 甲硝唑(Ⅰ)外用透皮吸收差,将其进行结构修饰制成化合物(Ⅱ),这种结构修饰方法为

(Ⅰ) R=—H
(Ⅱ) R=

   A．开环修饰 　　　　B．酰胺化修饰 　　　　C．成盐修饰
   D．酯化修饰 　　　　E．成环修饰

12. 维生素 B_1(Ⅰ)极性大、口服吸收差,对其进行结构修饰制成优硫胺(Ⅱ),脂溶性增强,口服吸收改善,在体内可迅速转化为维生素 B_1 发挥作用,此种修饰方法为

（Ⅰ） 　　　　　　　　　　　　　　（Ⅱ）

   A．成盐修饰 　　　　B．酰胺化修饰 　　　　C．酯化修饰
   D．成环修饰 　　　　E．开环修饰

三、配伍选择题

1～5 题选项

   A．药物的生物电子等排原理
   B．生物电子等排体
   C．电子等排体
   D．—CH=，—S—，—O—，—NH—，—CH₂—
   E．—F，—Cl，—OH，—NH₂，—CH₃

1. 凡具有相似的物理性质和化学性质,又能产生相似生物活性的基团或分子都称为

2. 利用药物基本结构的可变部分,以生物电子等排体的相互替换,达到提高药物的疗效,降低药物的毒副作用的理论称为

3. 常见经典生物电子等排体是

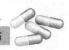

4. 常见非经典生物电子等排体是

5. 在药物结构改造和构效关系的研究中,把具有外层电子相同的原子和原子团称为

6～10题选项

　　A．基本结构　　　　　　　　B．前药原理　　　　　　　C．脂水分配系数

　　D．解离度　　　　　　　　　E．生物电子等排原理

6. 具有相同药理作用的药物中相同部分的化学结构称为

7. 药物常以分子型通过生物膜,在膜内的水介质中解离成离子型而产生药效。因此,药物需要有合适的

8. 表示药物的水溶性和脂溶性相对大小的是

9. 为了消除药物的苦味,可以采用

10. 在药物结构中可以通过基团的大小、电荷分布、分子形状等进行电子等排体的相互替换,找到疗效更高,毒性更小的新药的方法,称为

11～15题选项

　　A．制成能被特异酶分解的前药　　　　B．制成酯类

　　C．提高药物的脂水分配系数　　　　　D．引入极性基团

　　E．制成酯类或较大分子盐类

11. 改善药物在体内的吸收度,可以

12. 延长药物的作用时间,可以

13. 提高药物的组织选择性,可以

14. 改善药物在水中溶解度,可以

15. 消除药物的苦味,可以

四、多项选择题

1. 先导化合物的结构优化包括哪些

　　A．定量构效关系研究　　　　B．硬药　　　　　　　　C．软药

　　D．前药原理　　　　　　　　E．生物电子等排原理

2. 先导化合物的产生途径有哪些

　　A．从天然生物活性物质中发现　　　B．随机偶然发现

　　C．基于临床副作用的观察、发现　　　D．基于体内生物转化发现

　　E．药物合成中间体

3. 具有以下官能团的化合物可以进行成酯结构修饰的有哪些

　　A．羟基　　　　　　　　　　B．酰亚胺　　　　　　　　C．苯基

　　D．醛基　　　　　　　　　　E．羧基

4. 药物进行化学结构修饰常用的方法有哪些

　　A．成酯修饰　　　　　　　　B．成酰胺修饰　　　　　　C．成环修饰

　　D．开环修饰　　　　　　　　E．成盐修饰

5. 提高药物的脂溶性可以采用以下哪些方法

　　A．降低脂水分配系数　　　　B．形成氢键　　　　　　　C．增大脂水分配系数

　　D．生物电子等排原理　　　　E．前药原理

6. 前药原理可以提高和改善药物的哪些特性

    A. 稳定性延长　　　　　B. 溶解性　　　　　　　C. 对组织选择性

    D. 体内作用时间　　　　E. 在体内的吸收

7. 可进行成盐修饰,与碱成盐的药物是哪些

    A. 含酰亚胺基及酰脲基的药物　　　B. 含脂肪胺基的药物

    C. 含羧基的药物　　　　　　　　　D. 含醇羟基的药物

    E. 含磺酸基、磺酰胺基或磺酰亚胺基的药物

8. 可进行成盐修饰,与酸成盐的药物是哪些

    A. 含酰亚胺基的药物　　　　　　　B. 含氮杂环的药物

    C. 含酚类及烯醇类药物　　　　　　D. 含氮芳杂环的药物

    E. 含脂肪氨基的药物

9. 对抗肿瘤药物美法仑的氨基进行修饰,生成氮甲,采用的修饰方法除外下列哪些项

    美法仑　　　　　　　　　　　　　　　氮甲

    A. 成盐修饰　　　　　B. 成酰胺修饰　　　　C. 开环修饰

    D. 成酯修饰　　　　　E. 开环修饰

10. 阿司匹林与对乙酰氨基酚利用拼合方法形成贝诺酯,下列表述错误的是哪些

    A. 可消除不适宜的苦味　　　　　B. 可改善药物的吸收

    C. 可降低药物的毒副作用　　　　D. 可延长药物作用时间

    E. 可提高药物的稳定性

五、简答题

1. 举例说明生物电子等排原理在开发药物中的应用。

2. 对药物进行化学结构修饰的目的是什么? 请举例说明。

3. 对药物进行化学结构修饰的方法有哪些?

4. 对哪类结构的药物可以进行成酯化修饰?

5. 对结构上有何特点的药物可以进行酯化和酰胺化修饰?

6. 先导化合物的产生途径和方法有哪些?

第五章
麻 醉 药

药·物·化·学·学·习·指·导

学习目标

1. 描述氟烷、盐酸氯胺酮、盐酸普鲁卡因、盐酸利多卡因等典型药物的化学结构、化学名和化学性质。

2. 识别麻醉乙醚、恩氟烷、依托咪酯、丁哌卡因(布比卡因)等常用药物的化学结构和结构特点。

3. 阐述局部麻醉药的结构改造的过程和构效关系。

4. 应用药物的理化性质,解决该类药物的调配、制剂、分析检测、储存保管等问题。

5. 知道国家对麻醉药物在使用方面的管理办法。

学习内容

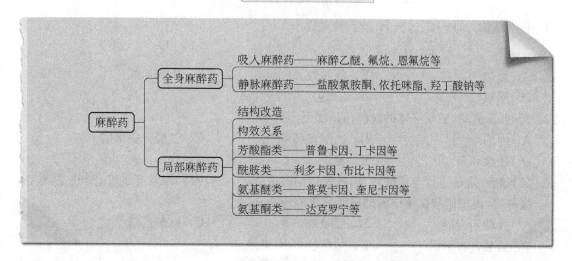

注:上述各类药物的学习内容包括此类药物的发展、分类、结构改造和构效关系及化学结构、结构特点、理化性质和临床应用等知识点。

目标检测

一、填空题

1. 麻醉药可分为_____和_____两类。

2. 根据作用部位和给药方式的不同,将全身麻醉药分为_____和_____。

3. 麻醉乙醚在光照和空气中可发生自动氧化,生成_____等杂质,可用_____试剂检查这些杂质是否存在。

4. 氟烷性质稳定,_____易燃,但遇光、热和湿空气能缓缓分解,因此常加入_____作稳定剂。

5. 盐酸氯胺酮分子中有_____个手性碳原子,因此具有_____个光学异构体。其右旋体的止痛和安眠作用强于左旋体,副作用也比左旋体少,但药用品为_____。

6. 盐酸普鲁卡因水溶液加氢氧化钠溶液则析出_____白色沉淀。加热,_____水解,产生_____和_____。

7. 普鲁卡因不稳定是由于结构中含有_____和_____,具有_____性和_____性。

8. 普鲁卡因属于_____类局麻药,利多卡因属于_____类局麻药,达克罗宁属于_____类局麻药。

9. 局部麻醉药的结构分为_____、_____和_____3部分。

10. 利多卡因比普鲁卡因稳定,不易水解,是由于_____和_____。

二、单项选择题

1. 化学结构为 $F-\underset{\underset{F}{|}}{\overset{\overset{F}{|}}{C}}-\underset{\underset{Br}{|}}{\overset{\overset{Cl}{|}}{C}}-H$ 的药物是哪个

    A. 氟烷   B. 氯氟烷   C. 甲氧氟烷

    D. 恩氟烷   E. 乙醚

2. 无色、易流动、重质液体的麻醉药是哪个

    A. 丙泊酚   B. 盐酸氯胺酮   C. 盐酸普鲁卡因

    D. 盐酸利多卡因   E. 氟烷

3. 经氧瓶燃烧法进行有机破坏,用氢氧化钠溶液吸收,吸收液加茜素蓝试液、醋酸-醋酸钠缓冲液,再加硝酸亚铈试液即显蓝紫色的药物是哪个

    A. 盐酸丁卡因   B. 恩氟烷   C. 麻醉乙醚

    D. 盐酸普鲁卡因   E. 盐酸利多卡因

4. 检查麻醉乙醚中杂质过氧化物所用的试剂为哪个

    A. 氯化钡试液   B. 碘化钾-淀粉试液   C. 草酸铵

    D. 硝酸和硝酸银试液   E. 硫酸铜试液

5. 硫喷妥钠严禁与某些药物配伍使用,该药物是哪一类

A. 酸性药物 　　　　B. 碱性药物 　　　　C. 盐类药物

D. 脂溶性药物 　　　　E. 以上都错

6. 以下为静脉麻醉药的是哪一个

A. 盐酸普鲁卡因 　　　　B. 盐酸布比卡因 　　　　C. 恩氟烷

D. 硫喷妥钠 　　　　E. 麻醉乙醚

7. 盐酸氯胺酮与下列哪项叙述不符

A. 分子中含有硫原子

B. 在水中易溶

C. 右旋体的止痛和催眠作用比左旋体强

D. 麻醉作用迅速,并具有镇痛作用

E. 分子中含有邻氯苯基

8. 盐酸氯胺酮的化学名为什么

A. 6-(2-氯苯基)-2-(甲氨基)-环己酮盐酸盐

B. 3-(2-氯苯基)-2-(甲氨基)-环己酮盐酸盐

C. 4-(2-氯苯基)-2-(甲氨基)-环己酮盐酸盐

D. 5-(2-氯苯基)-2-(甲氨基)-环己酮盐酸盐

E. 2-(2-氯苯基)-2-(甲氨基)-环己酮盐酸盐

9. 依托咪酯结构中有什么环

A. 哌啶环 　　　　B. 喹啉环 　　　　C. 噻唑环

D. 吡啶环 　　　　E. 咪唑环

10. 盐酸普鲁卡因是通过对下面哪个天然药物的结构进行简化而得到的

A. 可卡因 　　　　B. 阿托品 　　　　C. 青蒿素

D. 吗啡 　　　　E. 水杨酸

11. 水溶液不稳定,易被水解或氧化的是什么药

A. 盐酸布比卡因 　　　　B. 盐酸氯胺酮 　　　　C. 丙泊酚

D. 恩氟烷 　　　　E. 盐酸普鲁卡因

12. 化学名为 N-(2,6-二甲苯基)-2-二乙氨基乙酰胺的是哪一个

A. 氟烷 　　　　B. 利多卡因 　　　　C. 依托咪酯

D. 氯胺酮 　　　　E. 丁卡因

13. 与盐酸普鲁卡因不符的叙述是哪一条

A. 可用于全身麻醉

B. 易被水解生成对氨基苯甲酸和二乙氨基乙醇

C. pH 3～3.5 时本品水溶液最稳定

D. 对可卡因的结构进行改造而得到的

E. 对光敏感,需避光保存

14. 化学结构为 的药物是哪个

A．盐酸氯普鲁卡因　　　　B．盐酸布比卡因　　　　　C．盐酸丁卡因

D．盐酸普鲁卡因　　　　　E．盐酸利多卡因

15. 盐酸普鲁卡因最易溶于哪种试剂

A．丙酮　　　　　　　　　B．甲醚　　　　　　　　　C．氯仿

D．乙醇（酒精）　　　　　E．水

16. 盐酸普鲁卡因具有哪个结构，重氮化后与碱性β-萘酚偶合后生成猩红色偶氮染料

A．苯环　　　　B．伯氨基　　　　C．芳伯氨基　　　　D．酯基　　　　E．叔氨基

17. 盐酸普鲁卡因注射液加热变黄的主要原因是什么

A．酯键水解　　　　　　　B．芳伯氨基被氧化　　　　C．形成聚合物

D．盐水解　　　　　　　　E．发生重氮化偶合反应

18. 配制盐酸普鲁卡因注射液时一般需调节酸碱性，pH 须调到多少

A．3.0～3.5　　B．8　　　　　C．9　　　　　D．10　　　　E．11

19. 盐酸利多卡因的乙醇溶液加氯化钴试液显绿色，放置后生成什么沉淀

A．黑色沉淀　　　　　　　B．黄色沉淀　　　　　　　C．蓝绿色沉淀

D．白色沉淀　　　　　　　E．结晶性沉淀

20. 下列哪项叙述与利多卡因不符

A．还可抗心律失常　　　　B．对酸或碱较稳定，不易被水解

C．为白色结晶性粉末　　　D．作用时间比普鲁卡因延长 1 倍

E．局麻作用是普鲁卡因的 1/2

21. 利多卡因又名什么

A．可卡因　　　　　　　　B．布比卡因　　　　　　　C．普鲁卡因

D．布比卡因　　　　　　　E．赛洛卡因

22. 具有抗心律失常作用的是什么药物

A．氟烷　　　　　　　　　B．盐酸普鲁卡因　　　　　C．盐酸丁卡因

D．盐酸利多卡因　　　　　E．盐酸氯胺酮

23. 下列哪个为长效的局部麻醉药

A．盐酸利多卡因　　　　　B．依托咪酯　　　　　　　C．盐酸普鲁卡因

D．盐酸丁卡因　　　　　　E．盐酸布比卡因

24. 下列哪个为布比卡因的结构式

E. （结构式：2,6-二甲基苯胺-N,N-二乙基乙酰胺）

25. 酯类局部麻醉药,如盐酸普鲁卡因,中间连接链中 n 的合适数字为哪项

A. 1　　　　　　　B. 2～3　　　　　　C. 4～6

D. 7～9　　　　　　E. 10 以上

三、配伍选择题

1～5 题选项

A. 盐酸氯胺酮　　　　B. 盐酸布比卡因　　　　C. 氟烷

D. 依托咪酯　　　　　E. 盐酸普鲁卡因

1. 长效的局麻药

2. 易流动的重质液体

3. 结构中含咪唑环的静脉麻醉药

4. 制造"K 粉"的原料

5. 又名奴佛卡因的药物

6～10 题选项

A. （2,6-二甲基苯胺-N,N-二乙基乙酰胺结构式）

B. $CH_3(CH_2)_3O$—苯环—$COCH_2CH_2N$—哌啶　HCl

C. H_2N—苯环—$COO CH_2CH_2N(C_2H_5)_2$

D. $HOCH_2CH_2CH_2COONa$

E. （2-氯苯基-1-甲氨基环己酮结构式）

6. 盐酸氯胺酮的化学结构为

7. 羟丁酸钠的化学结构为

8. 盐酸普鲁卡因的化学结构为

9. 盐酸利多卡因的化学结构为

10. 盐酸达克罗宁的化学结构为

四、多项选择题

1. 下列药物中哪些是静脉麻醉药
   A. 依托咪酯　　　　B. 丙泊酚　　　　C. 盐酸利多卡因
   D. 盐酸氯胺酮　　　E. 恩氟烷

2. 下列药物属于全身麻醉药中的吸入麻醉药的有哪些
   A. 盐酸普鲁卡因　　B. 羟丁酸钠　　　C. 麻醉乙醚
   D. 盐酸丁卡因　　　E. 氟烷

3. 常温、常压下为液体的麻醉药有哪些
   A. 氟烷　　　　　　B. 盐酸利多卡因　C. 盐酸丁卡因
   D. 恩氟烷　　　　　E. 盐酸氯胺酮

4. 以下叙述中哪些与依托咪酯相符
   A. 临床用其左旋体　　　B. 结构中有酯键
   C. 为静脉麻醉药　　　　D. 含有 2 个手性碳原子
   E. 分子中含有咪唑基

5. 关于对氨基苯甲酸酯类局麻药的叙述,以下哪些是正确的
   A. 苯甲酸酯苯环邻位上增加取代基,因空间位阻作用,使酯水解速率减慢
   B. 苯环氨基上的氢以烃基取代,局麻作用增强,毒性也增大
   C. 侧链上胺基大部分药物为仲胺
   D. 侧链上胺基大部分药物为叔胺
   E. 酯键中的氧原子以硫原子取代,局麻作用增强,毒性也增大

6. 以下哪些性质与盐酸普鲁卡因相符
   A. 本品显芳伯氨基的特征反应　　　B. 本品水溶液不易被氧化变
   C. 体内迅速被酯酶水解而失活色　　D. 本品对酸碱较稳定
   E. 对光敏感,宜避光保存

7. 关于化学结构为（CH₃...CH₃·HCl）的药物的描述,正确的有哪些
   A. 对酸或碱不稳定,酰胺键易被水解　　B. 属于酯类局麻
   C. 盐酸布比卡因　　　　　　　　　　D. 药盐酸利多卡因
   E. 局麻作用强于盐酸普鲁卡因

8. 盐酸利多卡因对酸、碱均较稳定而不易水解的原因有哪些
   A. 含有盐酸分子　　　　　B. N 上有 2 个乙基
   C. 有叔胺结构　　　　　　D. 分子中酰氨基的邻位上有 2 个甲基
   E. 含有酰胺基

9. 下列哪些是普鲁卡因的水解产物
   A. 二乙氨基丙醇　　B. 对丁氨基苯甲酸　C. 二甲氨基乙醇
   D. 二乙氨基乙醇　　E. 对氨基苯甲酸

10. 局麻药的基本骨架包括以下哪些部分

　　A．亲水部分　　　　　　　B．芳环部分　　　　　　　C．中间连接部分

　　D．亲脂部分　　　　　　　E．氨基部分

11. 关于局部麻醉药的构效关系,正确的有哪些

　　A．苯环的对位有供电子基团取代时,可增强局麻作用

　　B．麻醉作用与药物的脂溶性关系不大

　　C．苯环可被其他杂环取代,但作用强度降低

　　D．局麻作用越强,越容易引起惊厥

　　E．当碳链上有支链时,立体位阻增加,作用时间延长,局麻作用也增强

12. 能区别盐酸普鲁卡因和盐酸利多卡因的试液有哪些

　　A．硫酸铜及碳酸钠试液　　B．硝酸银试液　　　　　　C．酚酞

　　D．三硝基苯酚　　　　　　E．亚硝酸钠、盐酸、碱性 β-萘酚

五、简答题

1. 局部麻醉药普鲁卡因是怎样被发现的? 它给我们什么启示?

2. 局部麻醉药的构效关系是怎样的?

3. 从普鲁卡因的结构分析其化学稳定性,说明配制注射液时注意事项及《中华人民共和国药典》规定检查对氨基苯甲酸的原因。

4. 为什么利多卡因的稳定性强于普鲁卡因?

5. 用反应式表示避光密闭保存普鲁卡因的原因。

6. 用化学方法鉴别下列各组药物:

　　(1) 普鲁卡因和布比卡因;

　　(2) 普鲁卡因和利多卡因。

第六章
镇静催眠药、抗癫痫药、抗震颤麻痹药及抗精神失常药

药·物·化·学·学·习·指·导

学习目标

1. 描述苯巴比妥、地西泮、苯妥英钠、盐酸氯丙嗪等典型药物的化学结构、化学名和化学性质。

2. 识别异戊巴比妥、硫喷妥钠、奥沙西泮、艾司唑仑、阿普唑仑、卡马西平、盐酸阿米替林等常用药物的化学结构和结构特点。

3. 阐述巴比妥类药物、苯二氮䓬类药物、吩噻嗪类药物的构效关系。

4. 应用药物的理化性质，解决该药物的调配、制剂、分析、检测、储存、保管等问题。

5. 知道国家对镇静催眠药、抗癫痫药在使用方面的相关管理办法。

学习内容

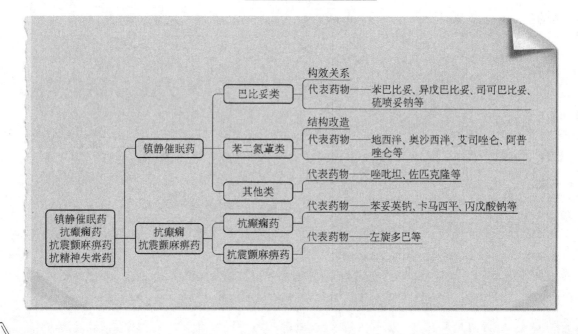

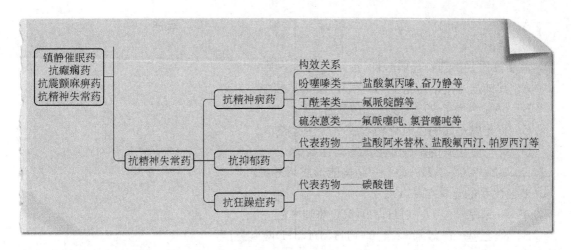

注:上述各类药物的学习内容包括此类药物的发展、分类、结构改造和构效关系及化学结构、结构特点、理化性质和临床应用等知识点。

目标检测

一、填空题

1. 巴比妥类药物结构中存在_____现象,故显_____性。可与碱金属形成可溶性的盐类,但其盐类水溶液不稳定,易吸收空气中二氧化碳产生_____。

2. 巴比妥类药物具有_____结构,因而具有水解性。

3. 巴比妥类药物的作用强弱、快慢和作用时间的长短与药物的_____、_____和_____有关。

4. 巴比妥酸本身没有治疗作用,只有其_____上的2个氢被其他基团取代后才呈现活性。

5. 在苯二氮䓬类地西泮的代谢研究中发现了_____、_____等镇静催眠药。

6. 在苯二氮䓬类药物1,2位并入三唑环可增强药物的_____和_____。

7. 苯妥英钠水溶液呈_____性,露置易吸收空气中的_____而析出_____,呈现混浊,因此应密封保存。

8. 卡马西平受长时间光照,固体表面由白色变橙色,是因为发生_____和_____反应,故应避光密闭保存。

9. 盐酸氯丙嗪的_____结构使其易被氧化,在空气或日光中放置逐渐变为红色。在强烈日光照射下发生严重的_____反应。

10. 按化学结构分类,氟哌啶醇属于_____。结构中的氟原子使得中枢抑制作用_____。

二、单项选择题

1. 巴比妥类药物的基本结构为哪个
   A. 乙内酰脲　　　　B. 丁酰苯　　　　C. 丁二酰亚胺
   D. 氨基甲酸酯　　　E. 丙二酰脲

2. 巴比妥类药物与氢氧化钠溶液一起加热时可水解放出氨气,这是因为分子中含有什么

  A．酯   B．酰脲   C．酰肼

  D．酰卤   E．苷

3. 关于巴比妥类药物显弱酸性,错误的是哪一项

  A．其钠盐水溶液应避免与空气中的 CO_2 接触

  B．pKa 多为 7~9,其酸性比碳酸强

  C．可与碱金属的氢氧化物形成水溶性盐类

  D．可与碱金属的碳酸盐形成水溶性盐类

  E．具"—CO—NH—CO—"结构能形成烯醇型

4. 苯巴比妥的化学名是什么

  A．5-苯基-2,4,6-(1H,3H,5H)嘧啶三酮

  B．5-乙基-5-苯基-2,4,6-(1H,3H,5H)嘧啶三酮

  C．5-乙基-5-苯基-1-甲基-2,4,6-(1H,3H,5H)嘧啶三酮

  D．5-乙基-5-(1-甲基丁基)-2,4,6-(1H,3H,5H)-嘧啶三酮

  E．5-乙基-5-(3-甲基丁基)-2,4,6-(1H,3H,5H)-嘧啶三酮

5. 苯巴比妥与吡啶硫酸铜溶液作用生成紫色络合物,是因为

  A．含有—CONHCONHCO—结构   B．含有苯基

  C．含有羰基   D．含有—NHCONH—结构

  E．含有内酰胺结构

6. 苯巴比妥钠注射剂须制成粉针剂应用,原因是什么

  A．水溶液对光敏感   B．容易氧化

  C．苯巴比妥钠不溶于水   D．苯巴比妥钠对热敏感

  E．水溶液不稳定,放置时易发生水解反应

7. 苯巴比妥能与硫酸-甲醛试剂作用在两液层交界面产生玫瑰红色环,这是因为分子中有哪种结构

  A．苯环   B．乙基   C．酰亚胺基

  D．羰基   E．酰胺键

8. 化学结构为 的药物的名称是什么

  A．苯巴比妥   B．海索比妥   C．司可巴比妥

  D．异戊巴比妥   E．戊巴比妥

9. 巴比妥酸 C_5 位上 2 个取代基的碳原子总数一般为多少

  A．2~5   B．3~7   C．4~8

  D．5~12   E．6~15

10. 巴比妥类药物的药效主要受以下哪种因素的影响

  A．分子量   B．立体因素   C．水中的溶解度

  D．电子密度分布   E．体内的解离度

11. 下列药物中作用时间最短的是哪一个

A. 司可巴比妥　　　　B. 异戊巴比妥　　　　C. 戊巴比妥

  D. 苯巴比妥　　　　　E. 硫喷妥钠

12. 巴比妥类药物 5 位上含有哪种取代基,具有抗癫痫作用

  A. 直链脂肪烃基　　　B. 烯烃基　　　　　C. 苯基

  D. 环烯烃基　　　　　E. 支链脂肪烃基

13. 下列具有不适臭味的药物是哪个

  A. 苯巴比妥　　　　　B. 异戊巴比妥　　　　C. 硫喷妥钠

  D. 司可巴比妥　　　　E. 戊巴比妥

14. 从药物的解离度和解离常数判断,下列哪个药物显效最快

  A. 苯巴比妥 $pKa7.4$(未解离率 50％)

  B. 苯巴比妥酸 $pKa3.75$(未解离率 0.022％)

  C. 异戊巴比妥 $pKa7.9$(未解离率 75％)

  D. 戊巴比妥 $pKa8.0$(未解离率 80％)

  E. 海索比妥 $pKa8.4$(未解离率 90％)

15. 地西泮化学结构中的母核为哪个

  A. 1,5-二氮杂䓬环　　B. 1,5-苯并二氮䓬环　　C. 二苯并氮杂䓬环

  D. 1,4-苯并二氮䓬环　　E. 苯并氮杂䓬环

16. 安定是下列哪一个药物的商品名

  A. 地西泮　　　　　　B. 甲丙氨酯　　　　　C. 盐酸氯丙嗪

  D. 苯巴比妥　　　　　E. 苯妥英钠

17. 地西泮的结构为

A. 　　B. 　　C.

D. 　　E.

18. 地西泮经肝代谢,1 位去甲基,3 位羟基化,生成的活性代谢药物称为什么

  A. 劳拉西泮　　　　　B. 替马西泮　　　　　C. 去甲西泮

  D. 氯硝西泮　　　　　E. 奥沙西泮

19. 配制地西泮注射液时常用盐酸调 pH 为 6.2～6.9,并用 100℃流通蒸汽进行灭菌,这是为了防止什么

  A. 水解　　　　　　　B. 脱水　　　　　　　C. 氧化

  D. 聚合　　　　　　　E. 还原

20. 化学结构为 的药物是哪一个

    A. 三唑仑   B. 咪达唑仑   C. 美沙唑仑

    D. 艾司唑仑   E. 阿普唑仑

21. 下列药物中属于二苯并氮杂䓬类的抗癫痫药是哪个

    A. 硝西泮   B. 卡马西平   C. 乙琥胺

    D. 奥沙西泮   E. 地西泮

22. 奥沙西泮的性质与下面哪项相符

    A. 白色或黄色结晶性粉末

    B. 易溶于水几乎不溶于乙醚

    C. 与吡啶硫酸铜试液作用显紫堇色

    D. 在酸或碱中加热水解,然后经重氮化反应,与β-萘酚作用生成橙色偶氮化合物

    E. 加醋酐及少量的硫酸振摇溶解,放置 30 min 后倾入水中,析出物的熔点为 127℃

23. 奥沙西泮是地西泮在体内的活性代谢产物,主要是在地西泮的结构上发生了哪种代谢变化

    A. 1 位去甲基   B. 3 位羟基化

    C. 3 位和 2 位同时羟基化   D. 1 位去甲基,2 位羟基化

    E. 1 位去甲基,3 位羟基化

24. 在酸性或碱性溶液中加热水解,产物经重氮化后与β-萘酚生成橙色物质的是哪一个

    A. 奥沙西泮   B. 盐酸氯丙嗪   C. 舒必利

    D. 丙戊酸钠   E. 苯妥英钠

25. 结构中含有三唑环的是哪一个

    A. 氟哌啶醇   B. 舒必利   C. 苯妥英钠

    D. 苯巴比妥   E. 艾司唑仑

26. 1,4-苯二氮䓬类结构的 1,2 位并入三唑环后,生物活性明显增强,原因是什么

    A. 增加药物的极性增大   B. 药物的亲水性增大   C. 药物对代谢的稳定性

    D. 药物对受体的亲和力增加   E. 药物对代谢的稳定性及对受体的亲和力均增大

27. 水溶液加入氢氧化钠试液微温后产生氯仿臭的药物是哪个

    A. 水合氯醛   B. 甲丙氨酯   C. 地西泮

    D. 苯巴比妥   E. 苯妥英钠

28. 甲丙氨酯又名是什么

    A. 安宁   B. 冬眠灵   C. 大仑丁钠

    D. 鲁米那   E. 安定

29. 苯妥英钠属于哪一类抗癫痫药

    A. 乙内酰脲类   B. 二苯并氮杂䓬类   C. 苯二氮䓬类

D．巴比妥类　　　　　　　　E．丁二酰亚胺类

30. 苯妥英钠的化学名为哪个

  A．4,4-二苯基-2,4-咪唑烷二酮钠　　　B．5,5-二苯基-1,3-咪唑烷二酮钠

  C．5,5-二苯基-1,4-咪唑烷二酮钠　　　D．5,5-二苯基-2,3-咪唑烷二酮钠

  E．5,5-二苯基-2,4-咪唑烷二酮钠

31. 可与吡啶硫酸铜试剂作用显蓝色的药物是哪个

  A．苯妥英钠　　　　　B．苯巴比妥钠　　　　　C．含硫巴比妥

  D．B和C两项　　　　E．以上都不对

32. 关于苯妥英钠的性质，正确的是哪一项

  A．显弱酸性

  B．不溶于水

  C．与吡啶硫酸铜试剂作用显蓝色

  D．与氯化汞试剂作用产生白色汞盐沉淀，此沉淀溶于氨水中

  E．遇硝酸银试剂可产生白色银盐沉淀

33. 苯妥英钠水溶液露置空气中可析出苯妥英而显浑浊，这是因为吸收了空气中的什么气体

  A．CO_2　　　　　　　B．H_2　　　　　　　C．N_2

  D．O_2　　　　　　　E．H_2O

34. 化学结构为 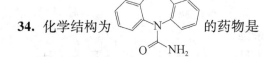 的药物是

  A．苯妥英　　　　　　B．奥卡西平　　　　　C．卡马西平

  D．地西泮　　　　　　E．乙琥胺

35. 下列哪项是卡马西平的性质

  A．加硝酸加热数分钟，显橙红色

  B．加硝酸即显深蓝色

  C．水溶液加硝酸显红色，同时产生瞬即消失的白色浑浊

  D．加硝酸银试液生成白色沉淀

  E．溶于稀硝酸后加热到80℃，加过氧化氢呈深红色，放置红色消失

36. 乙琥胺在氢氧化钠溶液中煮沸，其蒸汽使湿润的红色石蕊试纸变蓝，这是因为分解产生了什么

  A．NO　　　　　　　　B．NO_2　　　　　　　C．H_2S

  D．CO　　　　　　　　E．NH_3

37. 为广谱抗癫痫药，多用于其他抗癫痫药无效的各型癫痫的是

  A．舒必利　　　　　　B．苯妥英钠　　　　　C．苯巴比妥

  D．丙戊酸钠　　　　　E．阿米替林

38. 盐酸氯丙嗪属于哪一类抗精神病药

  A．硫杂蒽类　　　　　B．丁酰苯类　　　　　C．吩噻嗪类

D．二苯丁基哌啶类　　　　E．苯酰胺类

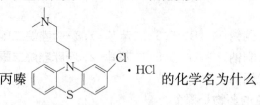

39. 盐酸氯丙嗪 的化学名为什么

  A．N,N－二甲基－3－氯－10H－吩噻嗪－10－丙胺盐酸盐

  B．N,N－二甲基－4－氯－10H－吩噻嗪－10－丙胺盐酸盐

  C．N,N－二甲基－2－氯－9H－吩噻嗪－10－丙胺盐酸盐

  D．N,N－二甲基－2－氯－10H－吩噻嗪－10－丙胺盐酸盐

  E．10,11－二氢－N,N 二甲基－5H－二苯并[b,f]氯杂－10－丙胺

40. 结构中含有吩噻嗪环的是哪个

  A．奋乃静　　　　　　　B．苯巴比妥　　　　　　　C．地西泮

  D．苯巴比妥　　　　　　E．卡马西平

41. 盐酸氯丙嗪在空气或日光中放置易氧化变色,这是因为分子中有什么结构

  A．二甲氨基　　　　　　B．氯原子　　　　　　　　C．噻嗪环

  D．吩噻嗪环　　　　　　E．苯环

42. 盐酸氯丙嗪的溶液加入维生素 C 的作用是什么

  A．助溶剂　　　　　　　B．络合物　　　　　　　　C．调节 pH

  D．防止水解　　　　　　E．抗氧剂

43. 吩噻嗪第 2 位上为哪个取代基时,其安定作用最强

  A．—S　　　　B．—CF₃　　　　C．—COCH₃　　　　D．—Cl　　　　E．—CH₃

44. 下面哪项不符合对奋乃静的描述

  A．水溶液加硝酸不变色

  B．易被氧化,对光敏感

  C．4－{3－[2－氯吩噻嗪－10－基]丙基}－1－哌嗪乙醇

  D．临床上主要用于治疗精神分裂症及狂躁症

  E．白色或淡黄色结晶性粉末,几乎不溶于水

45. 下列哪项与吩噻嗪类抗精神失常药的构效关系无关

  A．氯丙嗪的 2 位上的氯原子用三氟甲基取代可增强抗精神失常作用

  B．N₁₀位侧链上的二甲氨基用碱性杂环如哌嗪环取代,可增强活性

  C．氯丙嗪的 2 位上的氯原子用乙酰基取代可增强抗精神失常作用

  D．吩噻嗪环的硫原子用乙酰基取代有较强的抗抑郁活性

  E．奋乃静的 2 位上的氯原子用三氟甲基取代后,抗精神病活性增强

46. 氟哌啶醇属于什么

  A．丁酰苯类　　　　　　　B．氨基甲酸酯类　　　　　C．丙二酰脲类

  D．乙内酰脲类　　　　　　E．吩噻嗪类

47. 关于舒林酸在体内的代谢,最准确的描述是哪一条

  A．生成无活性的硫醚代谢物　　　　　　B．生成有活性的硫醚代谢物

C．生成无活性的砜类代谢物　　　　D．生成有活性的砜类代谢物

E．生成有活性的硫醚代谢物和无活性的砜类代谢物

48. 为苯甲酰胺类抗精神病药物的是哪一种

A．奋乃静　　　　　　　B．舒必利　　　　　　　C．氟哌啶醇

D．盐酸阿米替林　　　　E．卡马西平

49. 为口服抗抑郁药的是哪一个

A．硫喷妥钠　　　　　　B．氟西汀　　　　　　　C．氟哌啶醇

D．奋乃静　　　　　　　E．艾司唑仑

50. 盐酸阿米替林的作用机制为哪一项

A．单胺氧化酶抑制剂　　　　　　　B．5－羟色胺重摄取抑制剂

C．5－羟色胺受体阻滞剂　　　　　　D．多巴胺受体阻滞剂

E．去甲肾上腺素重摄取抑制剂

三、配伍选择题

1～5 题选项

A．吩噻嗪类　　　　　　B．丁二酰亚胺类　　　　C．丁酰苯类

D．苯并二氮杂䓬类　　　E．乙内酰脲类

1. 乙琥胺为抗癫痫药，属于

2. 苯妥英钠为抗癫痫药，属于

3. 地西泮为抗焦虑药，属于

4. 奋乃静为抗精神失常药，属于

5. 氟哌啶醇为抗精神失常药，属于

6～10 题选项

A．艾司唑仑　　　　　　B．苯妥英钠　　　　　　C．丙戊酸钠

D．硝西泮　　　　　　　E．奥沙西泮

6. 乙内酰脲类抗癫痫药

7. 结构中有三氮唑结构

8. 苯并二氮䓬类镇静催眠药

9. 脂肪羧酸类抗癫痫药

10. 地西泮的活性代谢产物

11～15 题选项

A.　　　　　　　　　　　　　　　B.

C.

D.

E.

11. 丙戊酸钠的结构为

12. 奋乃静的结构为

13. 苯妥英的结构为

14. 氯丙嗪的结构为

15. 卡马西平的结构为

16～20 题选项

    A. 与三氯化铁试液反应,显稳定红色

    B. 水溶液与升汞试液反应生成白色沉淀,不溶于过量的氨试液

    C. 在酸性或碱性中加热水解,水解产物能发生重氮化偶合反应

    D. 溶于稀盐酸,加碘化铋钾试液生成橘红色沉淀,放置颜色加深

    E. 与吡啶硫酸铜试液作用生成紫色或紫堇色

16. 地西泮的性质

17. 苯巴比妥的性质

18. 奥沙西泮的性质

19. 苯妥英钠的性质

20. 盐酸氯丙嗪的性质

四、多项选择题

1. 按结构,镇静催眠药可分为哪几类

    A. 酰胺类   B. 苯二氮杂䓬类   C. 吩噻嗪类

    D. 氨基甲酸酯类   E. 酰脲类

2. 下列药物中属于超短时镇静催眠药的是哪些

    A. 海索巴比妥   B. 硫喷妥钠   C. 司可巴比妥

    D. 苯巴比妥   E. 异戊巴比妥

3. 以下哪些性质与苯巴比妥相符

    A. 难溶于水   B. 具有弱酸性,可与碱成盐,成盐后易溶于水

    C. 为环状酰脲衍生物   D. 苯巴比妥钠水溶液不稳定,易被水解

    E. 苯巴比妥钠水溶液稳定

4. 以下属于苯二氮䓬类的药物有哪些

    A. 三唑仑   B. 氟哌啶醇   C. 硝西泮

    D. 舒必利   E. 阿普唑仑

5. 巴比妥类药物的性质有哪些

A．具有抗过敏作用

B．作用持续时间与代谢速率有关

C．具有内酰亚胺醇-内酰胺的互变异构体

D．与吡啶硫酸铜试液作用显紫色

E．pKa 值越大，未解离百分率越高

6. 关于巴比妥类药物的构效关系，正确的有哪些

A．C_5 上的 2 个取代基的总碳原子数须为 4～8

B．巴比妥酸 C_5 上的 2 个活泼氢均被取代时才有作用

C．用硫代替 C_2 位羰基中的氧起效快作用时间短

D．酰亚胺 2 个氮原子上的氢都被取代时起效快作用时间短

E．C_5 上的取代基为烯烃时作用时间长

7. 可与苯环反应的试剂有哪些

A．亚硝酸钠-硫酸试液 　　B．甲醛-硫酸试液 　　C．吡啶硫酸铜试液

D．硝酸银试液 　　E．醋酐-硫酸试液

8. 巴比妥类催眠药的作用和维持时间的长短与哪些因素有关

A．与化合物的水溶性有关 　　　　B．与 5 位二取代基的碳原子数有关

C．与化合物的脂溶性和解离度有关 　　D．与 5 位取代基是否易于氧化有关

E．与化合物的解离度有关

9. 属于 1,4-苯并二氮䓬类的药物有哪些

A．阿普唑仑 　　　　B．艾司唑仑 　　　　C．硝西泮

D．奥沙西泮 　　　　E．卡马西平

10. 下列哪些与艾司唑仑的描述相符

A．乙内酰脲类药物 　　B．苯二氮䓬类药物

C．临床用于焦虑、失眠、紧张及癫痫大、小发作

D．在母核 1,4 苯并二氮䓬环的 1,2 位并入了三唑环

E．1,2 位并入三唑环，增强了药物对代谢的稳定性和药物对受体的亲和力

11. 抗癫痫药的化学结构类型有哪些

A．二苯并氮杂䓬类 　　B．苯二氮䓬类 　　　　C．吩噻嗪类

D．巴比妥类 　　　　E．乙内酰脲类

12. 可与吡啶硫酸铜试液作用显色的药物有哪些

A．苯巴比妥钠 　　　　B．苯妥英钠 　　　　C．地西泮

D．盐酸氯丙嗪 　　　　E．氟哌啶醇

13. 下列药物的水溶液遇 CO_2 可析出游离体沉淀的有哪些

A．苯巴比妥钠 　　　　B．苯妥英钠 　　　　C．盐酸氯丙嗪

D．水合氯醛 　　　　E．地西泮

14. 苯妥英钠的理化性质与下列哪几项相符

A．与吡啶硫酸铜试液作用显蓝色

B．水溶液与硝酸汞试液反应，生成白色沉淀，可溶于氨试液中

C．水溶液与升汞试液反应生成白色胶状沉淀，不溶于氨试液中

D. 水溶液放置空气中溶液呈现混浊

E. 与吡啶硫酸铜试液作用显紫堇色

15. 注射剂最好在临用前配制的是哪些药物

A. 甲丙氨酯   B. 三氟哌啶醇   C. 硝西泮

D. 苯巴比妥钠   E. 苯妥英钠

16. 具有吸湿性的药物有哪些

A. 氟哌啶醇   B. 乙琥胺   C. 苯妥英钠

D. 盐酸氯丙嗪   E. 苯巴比妥钠

17. 属于吩噻嗪类抗精神失常药有哪些

A. 氟哌啶   B. 三氟哌啶醇   C. 氟哌啶醇

D. 盐酸氯丙嗪   E. 奋乃静

18. 关于盐酸氯丙嗪,正确的是哪些

A. 又名冬眠灵   B. 有吸湿性   C. 应遮光、密封保存

D. 易氧化变色   E. 易溶于水

19. 下列对吩噻嗪类抗精神病药构效关系的叙述,哪些是正确的

A. 吩噻嗪 10 位氮原子与侧链碱性氨基氮原子间相隔 2 个碳原子为宜

B. 2 位被吸电子基团取代时活性增强

C. 侧链上碱性氨基,可以是二甲氨基、哌啶基或哌嗪基等

D. 吩噻嗪环 10 位氮原子换成碳原子,再通过双键与侧链相连接,为噻吨类抗精神病药

E. 碱性侧链末端含伯醇基时,可制成长链脂肪酸酯的前药,可使作用时间延长

20. 需要避光保存的药物有哪些

A. 丙戊酸钠   B. 氯普噻吨   C. 氟哌啶醇

D. 奋乃静   E. 卡马西平

五、简答题

1. 巴比妥类药物具有哪些共有的化学性质?

2. 巴比妥类药物的钠盐及苯妥英钠为何常制成粉针剂?

3. 为什么巴比妥 C_5 次甲基上的 2 个氢原子必须全被取代才有疗效?

4. 简述下列各类药物的构效关系:

(1) 巴比妥类药物;

(2) 苯二氮䓬类药物;

(3) 吩噻嗪类药物。

5. 地西泮分子中具有内酰胺及亚胺的结构,为什么在体内 4,5 位发生的开环反应并不影响药物的生物利用度?

6. 简述盐酸氯丙嗪注射液放置会变色的化学变化过程。

7. 服用氯丙嗪后为什么要减少户外活动?

8. 用化学方法鉴别下列各组药物:

(1) 苯巴比妥、司可巴比妥和异戊巴比妥;

(2) 苯巴比妥、硫喷妥钠和苯妥英钠。

第七章

镇痛药和镇咳祛痰药

药·物·化·学·学·习·指·导

学习目标

1. 描述盐酸吗啡、磷酸可待因、盐酸哌替啶等典型药物的化学结构、化学名和化学性质。

2. 识别盐酸溴己新、乙酰半胱氨酸等常用药物的化学结构和结构特点。

3. 阐述镇痛药的结构特点。

4. 应用药物的理化性质,解决该类药物的调配、制剂、分析、检测、储存、保管等问题。

5. 知道镇痛药在使用上国家对其相应的管理办法。

学习内容

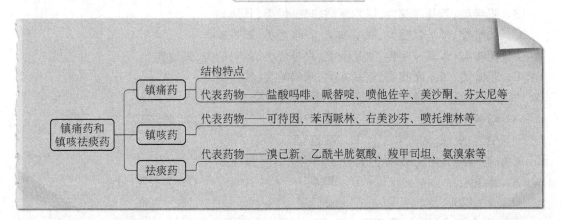

注:上述各类药物的学习内容包括此类药物的发展、分类、结构改造和构效关系及化学结构、结构特点、理化性质和临床应用等知识点。

目标检测

一、填空题

1. 镇痛药是指与体内_____受体结合，使疼痛减轻或消除的药物。本类多数药物有成瘾性，受国家颁布的_____管理。

2. 吗啡具有优良的镇痛、镇咳和镇静作用，但容易成瘾和抑制呼吸中枢。对吗啡的_____、_____、_____等进行结构改造，可以得到更好的镇痛药。

3. 吗啡为两性物质，是因为结构中 3 位有_____存在，显_____性；17 位有_____，显_____性。

4. 盐酸吗啡易被氧化变色，是因为分子结构中有_____的缘故，产物为_____和_____。

5. 纳洛酮为阿片受体_____，其结构中氮原子上的取代基为_____基。

6. 盐酸哌替啶的化学名为_____，又名_____。

7. 盐酸美沙酮的化学名为_____，分子中有_____个手性碳原子，其_____体镇痛性大于_____体，临床上常用其_____体。

8. 喷他佐辛结构中具有_____和_____，遇三氯化铁呈黄色，可使高锰酸钾溶液褪色。

二、单项选择题

1. 镇痛药按化学结构可分为哪几个类型
   A. 苯基哌啶类、氨基酮类、吗啡烃类、苯吗喃类、其他类
   B. 吗啡类、苯基哌啶类、氨基酮类、吗啡烃类、其他类
   C. 吗啡类、苯基哌啶类、氨基酮类、吗啡烃类、苯吗喃类
   D. 吗啡类、苯基哌啶类、氨基酮类、吗啡烃类、苯吗喃类、其他类
   E. 吗啡类、苯基哌啶类、氨基酮类、苯吗喃类、其他类

2. 吗啡具有碱性，与酸可生成稳定的盐，是因为哪个结构
   A. 叔胺基团　　　　　　B. 醇　　　　　　　　C. 酚羟基
   D. 酚羟基　　　　　　　E. 双键

3. 盐酸吗啡易氧化变质，是因其分子结构中具有哪种结构
   A. 活泼氢　　　　　　　B. 苯环　　　　　　　C. 芳香第一胺
   D. 含氮杂环　　　　　　E. 酚羟基

4. 下列哪个结构与吗啡不相符
   A. 结构中有苯环　　　　B. 结构中有醇羟基　　C. 结构中有手性碳原子
   D. 结构中有羰基　　　　E. 结构中有酚羟基

5. 下列哪个性质与吗啡不相符
   A. 易氧化变质　　　　　　　　　　B. 具有左旋性
   C. 遇甲醛硫酸显紫堇色　　　　　　D. 在碱性溶液中较稳定
   E. 在硫酸、盐酸或磷酸中加热，生成阿扑吗啡

6. 盐酸吗啡注射液变色后不得供药用,是因易氧化生成了下列什么物质

    A．可待因　　　　　　　B．邻二醌　　　　　　　C．去水吗啡

    D．双吗啡　　　　　　　E．阿扑吗啡

7. 吗啡、人工合成镇痛剂及脑啡肽都具有镇痛作用,因为具有什么结构

    A．具有共同的药效构象　　　　　　B．化学结构具很大相似性

    C．具有相同的基本结构　　　　　　D．具有相似的疏水性

    E．具有相同的构型

8. 与吗啡的合成代用品化学结构特点不相符的是

    A．烃基部分应凸出平面前方

    B．碱性中心和平坦芳环不应在同一平面上

    C．分子中具有 1 个碱性中心,并在生理 pH 条件下,可大部分电离为阳离子

    D．分子中具有 1 个平坦的芳香结构

    E．通过季碳原子与碱性中心叔胺氮原子间的距离相隔 2 个碳原子

9. 下列哪种理化性质与磷酸可待因符合

    A．与三氯化铁试液作用显蓝色　　　　B．与吡啶硫酸铜试液反应显紫色

    C．与甲醛硫酸试液作用显紫红色　　　　D．与茚三酮试液反应显紫色

    E．略溶于水,水溶液呈弱酸性

10. 化学结构为  的药物与以下哪个药物药理作用相似

    A．氨氯地平　　　　　　B．噻嘧啶　　　　　　　C．哌替啶

    D．布洛芬　　　　　　　E．乙胺嘧啶

11. 盐酸哌替啶结构中的酯键较稳定,是因为下列什么效应的影响

    A．空间位阻效应　　　　B．诱导效应　　　　　　C．共轭效应

    D．供电子效应　　　　　E．吸电子效应

12. 下面哪项是盐酸哌替啶的性质

    A．遇甲醛硫酸试液显蓝色　　　　　　B．遇甲醛硫酸试液显红色

    C．遇甲醛硫酸试液显黄色　　　　　　D．遇甲醛硫酸试液显橙红色

    E．遇甲醛硫酸试液反应不显色

13. 下列药物中属于氨基酮类的合成镇痛药是什么

    A．纳洛酮　　　　　　　B．氢吗啡酮　　　　　　C．美沙酮

    D．纳曲酮　　　　　　　E．羟吗啡酮

14. 盐酸美沙酮的性质与下列哪项相符

    A．加硝酸显深蓝色　　　　　　　　　B．遇甲醛硫酸试液显黄色

    C．与吡啶硫酸铜试剂作用显紫堇色　　　D．加入浓硫酸溶液呈品红色

    E．与甲基橙试剂作用生成黄色沉淀

15. 镇痛药枸橼酸芬太尼属于何类药物

A．苯基哌啶类   B．氨基酮类   C．苯吗喃类

D．吗啡烃类   E．其他类

16. 关于枸橼酸芬太尼，不正确的是哪一项

     A．易氧化失效   B．可与苦味酸生成苦味酸盐

     C．遇碱析出游离的芬太尼   D．镇痛作用较吗啡强 80 倍

     E．与稀硫酸共热至沸，加高锰酸钾试液，振摇，紫色即消失

17. 喷他佐辛属于哪一类镇痛药

     A．吗啡类   B．吗啡烃类   C．氨基酮类

     D．苯吗喃类   E．苯基哌啶类

18. 磷酸可待因与浓硫酸及三氯化铁试液共热显蓝色，是因为何种原因

     A．菲环脱水产物被三氯化铁氧化   B．酚羟基被三氯化铁氧化

     C．酚羟基与三氯化铁生成配合物   D．醚键断裂生成酚羟基

     E．醚键断裂生成酚羟基与三氯化铁生成配合物

19. 下列叙述与枸橼酸喷托维林不符的是哪一项

     A．易溶于水   B．为镇咳药

     C．又名咳必清   D．水溶液显枸橼酸盐的鉴别反应

     E．与重铬酸钾试液及稀盐酸作用生成白色沉淀

20. 纳洛酮结构中 17 位由以下哪种基团取代

     A．烯丙基   B．环丙烷甲基   C．1-甲基-2-丁烯基

     D．环丁烷甲基   E．甲基

三、配伍选择题

1～5 题选项

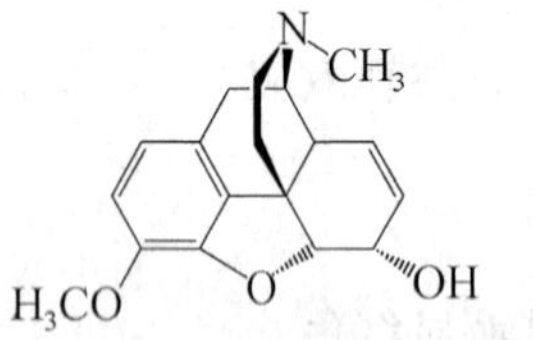

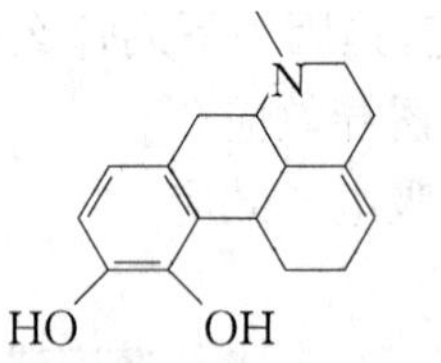

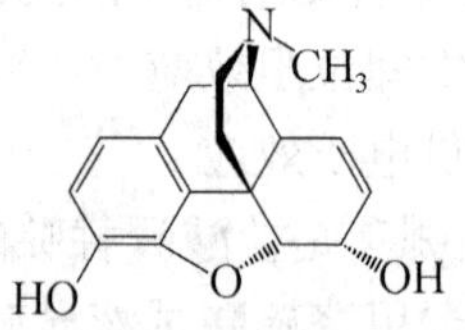

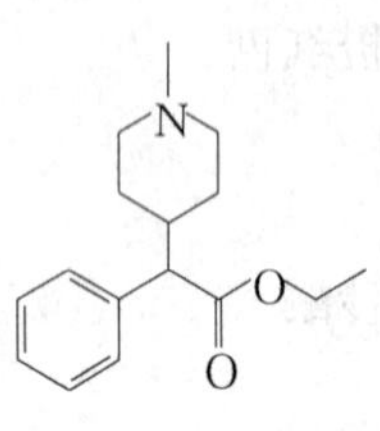

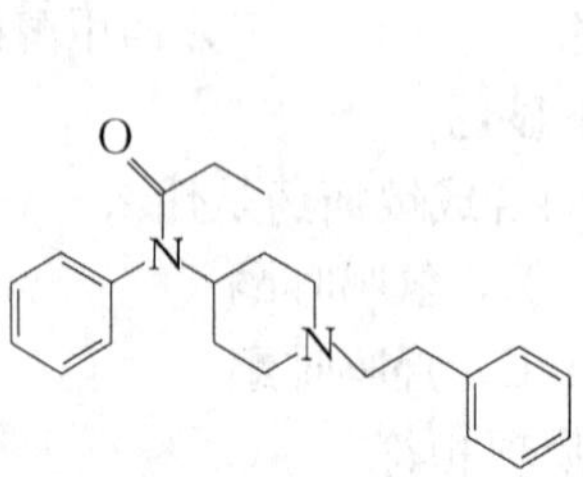

1. 哌替啶的化学结构为

2. 可待因的化学结构为

3. 吗啡的化学结构为

4. 阿扑吗啡的化学结构为

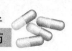

5. 芬太尼的化学结构为

6～10 题选项

　A. 不显色　　　　　　　B. 黄色沉淀　　　　　C. 紫色消失

　D. 显蓝色　　　　　　　E. 析出油状物

6. 磷酸可待因遇三氯化铁试液

7. 盐酸吗啡遇三氯化铁试液

8. 枸橼酸喷托维林遇重铬酸钾试液及稀盐酸生成

9. 枸橼酸芬太尼在酸中可使高锰酸钾试液

10. 盐酸哌替啶的水溶液用碳酸钠试液碱化后

四、多项选择题

1. 以下哪些性质与吗啡相符

　A. 具有部分氢化菲环的母核

　B. 具有 5 个手性碳原子,呈左旋性

　C. 易发生还原反应,失去活性

　D. 由阿片中提取得到

　E. 易发生氧化反应,颜色变深,生成毒性较大的双吗啡

2. 配制盐酸吗啡注射液应采用的措施有哪些

　A. 采用 100℃流通蒸汽灭菌 30 min　　　B. 加 EDTA-2Na

　C. 通入氮气或二氧化碳气体　　　　　　D. 调 pH 为 3.0～4.0

　E. 加氧化剂

3. 促使吗啡氧化的因素有哪些

　A. 光　　　　　　　　　B. 抗氧剂　　　　　　C. 空气中的氧

　D. 碱　　　　　　　　　E. 重金属离子

4. 下列哪几项与盐酸哌替啶相符

　A. 连续应用可成瘾

　B. 镇痛作用比吗啡强

　C. 白色细小结晶性粉末,常温下较稳定

　D. 与三硝基苯酚可形成黄色三硝基苯酚盐

　E. 与甲醛硫酸试液作用显橙红色

5. 镇痛药的化学结构具有下列哪些特点

　A. 含有哌啶环或类似的结构

　B. 哌啶环与平坦的芳香环相连,芳香环处于哌啶环的竖键位置

　C. 碱性中心和平坦芳香环结构在同一平面上

　D. 分子中具有 1 个平坦的芳香环结构

　E. 有 1 个碱性中心,在生理 pH 条件下能大部分解离为阳离子

6. 指出下列叙述哪些是正确的

　A. 吗啡是两性化合物　　　　　　　B. 吗啡的氧化产物为双吗啡

　C. 天然吗啡为左旋光性　　　　　　D. 吗啡遇三氯化铁试剂呈蓝色

E．吗啡在盐酸或磷酸的作用下加热生成阿扑吗啡

7. 下列药物中属于哌啶类的合成镇痛药有

A．左吗喃　　　　　　B．喷他佐辛　　　　　　C．美沙酮

D．芬太尼　　　　　　E．哌替啶

8. 区别盐酸吗啡和磷酸可待因可选用

A．三氯化铁试液　　　　　　B．硝酸银试液

C．铁氰化钾试液　　　　　　D．甲醛硫酸试液

E．铁氰化钾及三氯化铁试液

9. 美沙酮化学结构中含有以下哪些基团

A．芳香氨基　　　　　　B．酚羟基　　　　　　C．二甲氨基

D．苯基　　　　　　　　E．酮基

10. 下列应遮光、密封保存的药物有

A．盐酸吗啡　　　　　　B．盐酸哌替啶　　　　　　C．盐酸阿扑吗啡

D．枸橼酸芬太尼　　　　E．枸橼酸喷托维林

五、简答题

1. 简述吗啡及其化学合成镇痛药的化学结构共同特点。

2. 对吗啡的 3 位羟基、6 位羟基、N-甲基等进行结构改造的结果对临床用药有何意义?

3. 写出吗啡的结构式,并说明它的理化性质及在保存过程中应注意的问题。

4. 如何用化学方法区别下列各组药物:

(1) 吗啡和可待因;

(2) 吗啡和盐酸哌替啶。

5. 合成类镇痛药按结构可以分成几类? 这些药物的化学结构类型不同,但为什么都具有类似吗啡的作用?

6. 根据吗啡与可待因的结构,解释吗啡能与中性三氯化铁反应,而可待因不反应,以及可待因在浓硫酸存在下加热,又可以与三氯化铁发生显色反应的原因。

第八章

中枢兴奋药

药·物·化·学·学·习·指·导

学习目标

1. 描述咖啡因、氨茶碱、尼可刹米等典型药物的化学结构和化学名。

2. 识别吡拉西坦、甲氯芬酯、多奈哌齐等常用药物的化学结构和结构特点。

3. 应用药物的理化性质,解决该药物的调配、制剂、分析检测、储存保管等问题。

学习内容

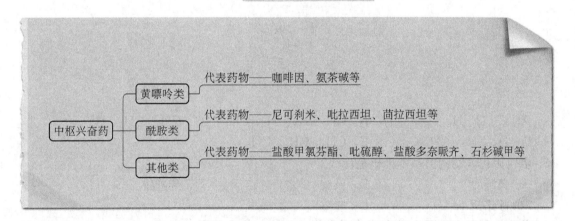

注:上述各类药物的学习内容包括此类药物的发展、分类、结构改造和构效关系及化学结构、结构特点、理化性质和临床应用等知识点。

目标检测

一、填空题

1. 中枢兴奋药是能_____中枢神经功能的药物,可分为_____、_____、_____;对应的代表药物有_____、_____、_____。

2. 中枢兴奋药按照来源及化学结构可分为_____、_____及_____。

3. 安钠咖注射液是_____与_____形成的复盐。

4. 咖啡因属于黄嘌呤类生物碱,具有_____反应,即与盐酸、氯酸钾置水浴上共热蒸干,所得残渣遇氨即显紫色;再加氢氧化钠试液数滴,紫色即消失。

5. 改变吡拉西坦中 2-吡咯烷酮的_____位和_____位取代基,可以得到用于改善脑功能的奥拉西坦等药物。

二、单项选择题

1. 中枢兴奋药可分为哪几个类型

    A. 黄嘌呤类、环内酰胺类、含氮杂环类　　B. 黄嘌呤类、水杨酸类、其他类

    C. 黄嘌呤类、芳酰胺类、苯胺类　　D. 黄嘌呤类、磺酰胺类、其他类

    E. 黄嘌呤类、酰胺类、其他类

2. 黄嘌呤类药物的特征反应是

    A. 紫脲酸铵反应　　B. 维他立反应　　C. 重氮化偶合反应

    D. 硫色素反应　　E. 绿奎宁反应

3. 下列叙述与咖啡因不相符的是哪项

    A. 与碱共热分解为咖啡亭　　B. 具有紫脲酸铵反应

    C. 显碱性可与酸形成稳定的盐　　D. 水溶液遇鞣酸产生白色沉淀

    E. 饱和水溶液遇碘试液不产生沉淀,加稀盐酸则生成红棕色沉淀

4. 咖啡因的结构如下图,其结构中 R_1、R_2、R_3 分别为什么

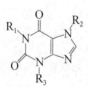

    A. H、H、H　　B. CH_2OH、CH_3、CH_3　　C. CH_3、CH_3、H

    D. H、CH_3、CH_3　　E. CH_3、CH_3、CH_3

5. 咖啡因化学结构的基本母核是什么

    A. 黄嘌呤　　B. 蝶啶　　C. 异喹啉

    D. 喹诺酮　　E. 喹啉

6. 临床上制备咖啡因注射液时,能增加其水溶度的物质是哪一个

    A. 醋酸　　B. 乙醇　　C. 盐酸

    D. 水杨酸　　E. 苯甲酸钠

7. 咖啡因的化学名称是什么

    A. 1,3,7-三甲基-3,7-二氢-1H-嘌呤-2,6-二酮

    B. 1,7-二甲基-3,7-二氢-1H-嘌呤-2,6-二酮

    C. 1,3-二甲基-3,7-二氢-1H-嘌呤-2,6-二酮

    D. 3,7-二甲基-3,7-二氢-1H-嘌呤-2,6-二酮

    E. 1,4,7-三甲基-3,7-二氢-1H-嘌呤-2,6-二酮

8. 安钠咖(苯甲酸钠咖啡因)可配成注射剂是由于下列哪一个原因

    A．咖啡因与苯甲酸钠结合,形成复盐

    B．在咖啡因结构中引入了亲水性基团,从而增大了水溶度

    C．利用苯甲酸的酸性与咖啡因的碱性可生成稳定的盐

    D．苯甲酸钠为表面活性剂

    E．苯甲酸钠与咖啡因形成分子间氢键

9. 下列哪种药物与碱共热具有氨臭,再与钠石灰加热生成具有吡啶臭味的是

    A．咖啡因　　　　　　　B．尼可刹米　　　　　　C．甲氯酚酯

    D．氢氯噻嗪　　　　　　E．吡拉西坦

10. 下列哪项叙述与盐酸甲氯芬酯不符

    A．水溶液不稳定,易水解

    B．与盐酸羟胺作用后,遇三氯化铁呈紫堇色

    C．为无色或淡黄色澄明油状液体,有特异臭

    D．在水中极易溶解,在乙醚中易溶

    E．对处于抑制状态的中枢神经系统有兴奋作用

11. 盐酸甲氯芬酯属于哪一类药物

    A．非甾体抗炎药　　　　B．局部麻醉药　　　　　C．利尿药

    D．抗痛风药　　　　　　E．中枢兴奋药

12. 下列哪种药物不能改善脑功能

    A．甲氯酚酯　　　　　　B．氯噻酮　　　　　　　C．茴拉西坦

    D．吡拉西坦　　　　　　E．脑复智

三、配伍选择题

1～5 题选项

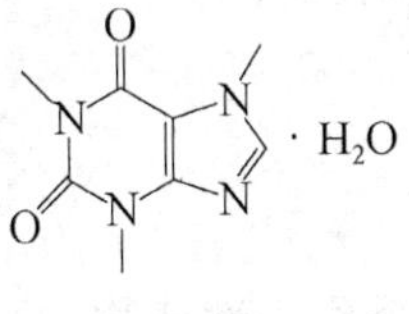

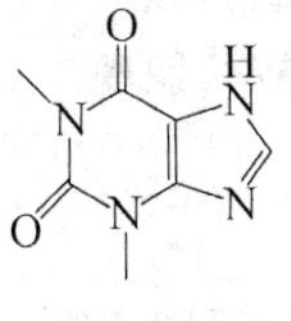

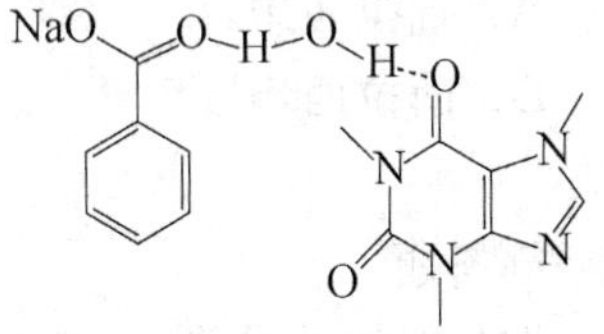

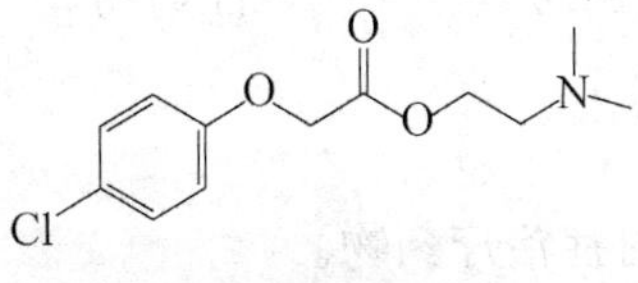

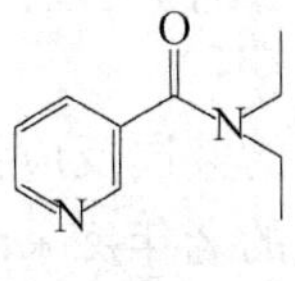

1. 尼可刹米的化学结构为

2. 咖啡因的化学结构为

3. 甲氯芬酯的化学结构为

4. 安钠咖的化学结构为

5. 茶碱的化学结构为

6～10 题选项

    A．分解产生甲醛　　　　B．分解为咖啡亭　　　　C．生成白色沉淀

D. 分解产生苯乙酮的特臭　E. 产生乙二胺臭气

6. 依他尼酸与碱共热

7. 尼可刹米与碱共热

8. 咖啡因与碱共热

9. 盐酸洛贝林与碱共热

10. 茶碱的氨水溶液与硝酸试液作用

四、多项选择题

1. 下列哪些药物具有黄嘌呤母核

 A. 咖啡因　　　　　　B. 洛贝林　　　　　　C. 茶碱

 D. 螺内酯　　　　　　E. 可可豆碱

2. 下列药物中哪些属于中枢兴奋药

 A. 盐酸茚氯嗪　　　　B. 茴拉西坦　　　　　C. 盐酸哌唑嗪

 D. 盐酸甲氯芬酯　　　E. 甲丙氨酯

3. 中枢兴奋药按其化学结构分类有哪些

 A. 吲哚乙酸类　　　　B. 吩噻嗪类　　　　　C. 酰胺类

 D. 丁酰苯类　　　　　E. 黄嘌呤类

4. 尼可刹米与下面哪些性质相符

 A. 为油状液体,与水可以相互混合

 B. 其水溶液经高压消毒可被破坏

 C. 与碱共热,其水解产物具有重氮化偶合反应

 D. 与钠石灰加热,水解脱羧生成物具有臭味

 E. 用于对抗中枢抑制药,如阿片类等中毒所引起的呼吸抑制

5. 下列哪些不属于促进脑功能复活的药物

 A. 吡拉西坦　　　　　B. 乙酰唑胺　　　　　C. 阿司匹林

 D. 茴拉西坦　　　　　E. 盐酸茚氯嗪

五、简答题

1. 按化学结构分类,中枢兴奋药有哪些结构类型？每类各列举一个代表性药物。

2. 为什么安钠咖可以制成注射液？

3. 简述紫脲酸铵反应。它是哪类药物的共同反应？

4. 为什么说盐酸多奈哌齐是一种长效的老年痴呆症的对症治疗药物。

第九章
拟胆碱药和抗胆碱药

药·物·化·学·学·习·指·导

学习目标

1. 描述阿托品、盐酸苯海索、溴丙胺太林等典型药物的化学结构、化学名和理化性质。

2. 识别毛果芸香碱、溴新斯的明、碘解磷定、氢溴酸山莨菪碱、左旋多巴等常用药物的化学结构和结构特点。

3. 从结构角度,比较阿托品、山莨菪碱、东莨菪碱和樟柳碱的作用特点。

4. 应用药物的理化性质,解决该药物的调配、制剂、分析检测、储存保管等问题。

学习内容

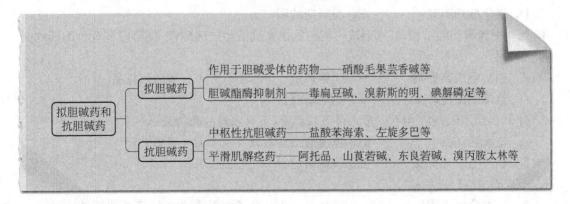

注:上述各类药物的学习内容包括此类药物的发展、分类、结构改造和构效关系及化学结构、结构特点、理化性质和临床应用等知识点。

目标检测

一、填空题

1. 乙酰胆碱酯酶抑制剂又称_____。_____为可逆性乙酰胆碱酯酶抑制剂;_____为不可逆性的乙酰胆碱酯酶抑制剂。

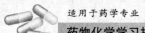

2. 碘解磷定为_____,不易透过血脑屏障,因此对_____的解毒作用不明显,所以设计合成了碘解磷定的前体,如_____。

3. 碘解磷定的水溶液不稳定,遇光易缓慢氧化析出_____而使溶液呈黄色,其注射剂常加_____作为稳定剂。

4. 阿托品与硫酸及重铬酸钾加热时,水解生成的_____被氧化生成_____,有苦杏仁的特殊臭味。

5. 阿托品分子中具有_____,易水解,碱性条件下更易水解。水解后生成_____和消旋_____,故本品水溶液在 pH 为 3.5～4.0 时稳定,应遮光、密封保存。

6. 盐酸苯海索又名_____,为抗震颤麻痹药,用于帕金森病。遇_____试液,即产生黄色沉淀。

二、单项选择题

1. 分子中含有内酯结构而易被水解的药物是哪个
 A．硝酸毛果芸香碱 B．硫酸阿托品 C．碘解磷定
 D．溴新斯的明 E．氢溴酸山莨菪碱

2. 下列哪项与硝酸毛果芸香碱不符
 A．为 M 胆碱受体激动剂 B．为胆碱酯酶抑制剂
 C．含有五元内酯环和咪唑环结构 D．结构中有 2 个手性中心
 E．为一种生物碱

3. 属于胆碱酯酶复活剂的药物是哪个
 A．碘解磷定 B．溴丙胺太林 C．氢溴酸山莨菪碱
 D．氯化琥珀胆碱 E．溴新斯的明

4. 结构中含有肟的结构,其水溶液可与三氯化铁试液生成肟酸铁,使溶液显黄色的药物是哪一个
 A．硝酸毛果芸香碱 B．碘解磷定 C．硫酸阿托品
 D．氢溴酸山莨菪碱 E．盐酸苯海索

5. 分子中虽含有酯键,但在一般条件下较稳定,不易水解的药物是哪一个
 A．硫酸阿托品 B．氢溴酸山莨菪碱 C．碘解磷定
 D．硝酸毛果芸香碱 E．溴新斯的明

6. 下列哪项与阿托品相符
 A．以左旋体供药用 B．分子中无手性中心,无旋光活性
 C．以右旋体供药用 D．为外消旋体
 E．分子中有手性中心,但因有对称因素为内消旋,无旋光活性

7. 化学结构如下的药物名称是哪个

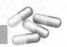

A．硫酸特布他林　　　B．硫酸沙丁胺醇　　　C．丁溴东莨菪碱

D．甲溴阿托品　　　　E．硫酸阿托品

8．下列哪项与阿托品相符

A．为东莨菪醇与莨菪酸生成的酯　　　　B．为莨菪醇与莨菪酸生成的酯

C．为莨菪醇与消旋莨菪酸生成的酯　　　D．为山莨菪醇与莨菪酸生成的酯

E．为东莨菪碱与樟柳酸生成的酯

9．分子中含有结晶水,易风化的药物是哪一个

A．硝酸毛果芸香碱　　　B．硫酸阿托品　　　　C．氢溴酸山莨菪碱

D．溴丙胺太林　　　　　E．溴新斯的明

10．硫酸阿托品注射液通常调 pH＝3.5～4.0,是因为易被

A．氧化　　　　　　　　B．还原　　　　　　　C．水解

D．脱水　　　　　　　　E．聚合

11．硫酸阿托品分子中含莨菪酸可发生 Vitali 反应,所需的试剂为哪一个

A．重铬酸钾试液、过氧化氢试液　　　　B．碘化铋钾试液

C．三氯化铁试液　　　　　　　　　　　D．氢氧化钠溶液、重氮苯磺酸试液

E．发烟硝酸、乙醇、固体氢氧化钾

12．下列有关莨菪类药物构效关系的叙述,错误的是哪一个

A．阿托品结构中 6,7 位上无三元氧桥

B．东莨菪碱结构中 6,7 位上有三元氧桥

C．山莨菪碱结构中有 6－β－羟基

D．中枢作用:阿托品＞东莨菪碱＞山莨菪碱

E．中枢作用:东莨菪碱＞阿托品＞山莨菪碱

13．盐酸苯海索是什么药

A．中枢性抗胆碱药　　　B．抗胆碱酯酶药　　　C．平滑肌解痉药

D．拟胆碱药　　　　　　E．骨骼肌松弛药

14．又名安坦的药物是哪一个

A．氯化琥珀胆碱　　　　B．盐酸苯海索　　　　C．氢溴酸山莨菪碱

D．硝酸毛果芸香碱　　　E．碘解磷定

15．盐酸苯海索的化学名是什么

A．β－环己基－β－苯基－2－哌啶丙醇盐酸盐

B．α－环己基－α－苯基－1－哌啶丙醇盐酸盐

C．α－环己基－β－苯基－1－哌啶丙醇盐酸盐

D．β－环己基－α－苯基－2－哌啶丙醇盐酸盐

E．β－环己基－β－苯基－1－哌啶丙醇盐酸盐

三、配伍选择题

1～5 题选项

A．胆碱酯酶复活剂　　　　　　　B．抗胆碱酯酶药

C．直接作用于胆碱受体的拟胆碱药　　　D．平滑肌解痉药

E．中枢性抗胆碱药

1. 硫酸阿托品

2. 盐酸苯海索

3. 碘解磷定

4. 硝酸毛果芸香碱

5. 溴新斯的明

6～10 题选项

A．溴新斯的明   B．硫酸阿托品   C．毛果芸香碱

D．毒扁豆碱   E．氢溴酸山莨菪碱

6. 水解后生成山莨菪醇和莨菪酸的是

7. 与氯化汞作用析出黄色氧化汞沉淀,加热后变成白色的是

8. 受热异构化后生理活性降低的是

9. 同氢氧化钠共热,酯键可水解,生成二甲氨基酚钠盐及二甲氨基甲酸的是

10. 遇热、光、空气并有微量金属离子存在时很容易变成红色的是

四、多项选择题

1. 阿托品的水解产物有哪些

A．莨菪酸   B．莨菪醇   C．山莨菪碱

D．莨菪碱   E．消旋莨菪酸

2. 能发生维他立反应的药物有哪些

A．溴丙胺太林   B．氢溴酸山莨菪碱   C．溴新斯的明

D．碘解磷定   E．硫酸阿托品

3. 配制硫酸阿托品注射液时要求有哪些

A．用 0.1 mol/L 盐酸液调 pH 为 3.5～4.0

B．灌封于硬质中性玻璃的安瓿中

C．加入亚硫酸钠作抗氧剂

D．加入 1% 氯化钠作稳定剂

E．采用流通蒸汽灭菌 30 min

4. 硫酸阿托品具有下列哪些性质

A．可发生 Vitali 反应

B．在碱性条件下易水解

C．与硫酸共热时,先水解,后氧化为苯甲醛,而发出苦杏仁气味

D．与氯化汞作用产生黄色氧化汞沉淀,加热后变成白色

E．与茚三酮试液作用后显紫色

5. 下列哪些与丁溴东莨菪碱相符

A．化学结构中含有 6,7-环氧结构   B．化学结构中含有环戊基

C．具有手性碳原子   D．显莨菪酸的特征反应

E．临床用作解痉药

6. 下列哪些与丁溴山莨菪碱相符

A．为东莨菪碱季铵化得到　　　　　B．化学结构中6,7-位有三元氧环

C．化学结构中有6-β-羟基　　　　　D．化学结构中有酯键

E．显莨菪酸的特征反应

7. 分子中含有酯键的药物有哪些

A．硝酸毛果芸香碱　　　　B．溴新斯的明　　　　　　C．碘解磷定

D．氢溴酸山莨菪碱　　　　E．硫酸阿托品

8. 遇光易变质,需遮光、密封保存的药物是哪些

A．硝酸毛果芸香碱　　　　B．溴新斯的明　　　　　　C．碘解磷定

D．硫酸阿托品　　　　　　E．盐酸苯海索

9. 以下哪些与溴丙胺太林相符

A．季铵类抗胆碱药　　　　　　　　B．又名普鲁本辛

C．用于胃及十二指肠溃疡的辅助治疗　D．具有M胆碱受体拮抗作用

E．为肌肉松弛药

10. 关于碘解磷定,正确的有哪些

A．又名解磷定

B．遇光易缓慢氧化析出碘而使溶液呈黄色

C．注射剂常加5％葡萄糖作为稳定剂

D．禁与碱性药物配伍

E．属季铵盐类

五、简答题

1. 溴新斯的明与氢氧化钠溶液共热后,生成哪些产物? 这些产物有何性质?

2. 碘解磷定注射液为什么禁与碱性药物配伍? 为什么必须检查氰化物?

3. 简述颠茄生物碱类药物解痉作用的构效关系。

4. 阿托品、东莨菪碱、山莨菪碱和樟柳碱在结构上有何差异? 其中哪个中枢副作用最大?
为什么?

5. 列举阿托品的化学性质,并指出这些化学性质的应用价值。

6. 用反应式解释什么是维他立(Vitali)反应? 此反应是哪类酸的专属反应?

第十章
拟肾上腺素药和抗肾上腺素药

药·物·化·学·学·习·指·导

学习目标

1. 描述肾上腺素、沙丁胺醇、麻黄碱等典型药物的化学结构、化学名和理化性质。
2. 识别异丙肾上腺素、去甲肾上腺素、普萘洛尔等常用药物的化学结构和结构特点。
3. 知道拟肾上腺素药的构效关系。
4. 应用药物的理化性质,解决该药物的调配、制剂、分析、检测、储存、保管等问题。

学习内容

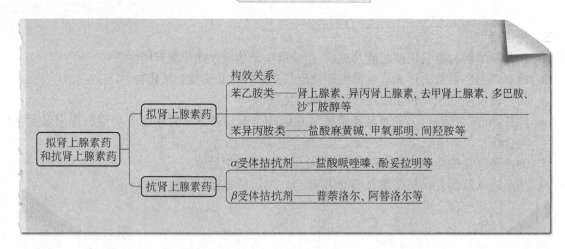

注:上述各类药物的学习内容包括此类药物的发展、分类、结构改造和构效关系及化学结构、结构特点、理化性质和临床应用等知识点。

目标检测

一、填空题

1. 去甲肾上腺素为_____构型,具有_____旋性。它遇光和空气被_____,故应避光保存及避免与空气接触。

2. 肾上腺素含有_____结构,弱氧化剂或空气中的氧气均能使其氧化变质,生成醌型化合物_____,呈红色,并可进一步聚合成棕色多聚物,故常在其制剂中加入_____防止氧化。

3. 重酒石酸去甲肾上腺素可与_____反应生成酒石酸氢钾结晶性沉淀。

4. 盐酸异丙肾上腺素遇_____试液显橙黄色,遇_____显血红色,遇_____显黄色,遇_____为无色。

5. 沙丁胺醇又名_____,具有_____结构,其水溶液加三氯化铁试液显紫色。

6. 麻黄碱的分子中有_____手性碳原子,具有_____光学异物构体。其中一对(1R, 2S)和(1S, 2R)为赤糖型,称为_____。另一对(1S, 2S)和(1R, 2R)为苏阿糖型,称为_____。

7. 麻黄碱的β碳原子上的羟基易被_____,与碱性高锰酸钾或铁氰化钾反应时,生成_____与_____。前者可使红色石蕊试纸变蓝,后者具有苦杏仁的特殊气味。

8. 盐酸多巴胺具有_____结构,在空气中易氧化变色。

9. 拟肾上腺素药的基本结构是_____,具有β-苯乙胺骨架结构,苯环与侧链氨基之间隔_____碳原子时作用最强。

10. 盐酸普萘洛尔的化学名为_____,药用品为_____。

二、单项选择题

1. 肾上腺素的化学名为什么
   A. (R)-4-[2-(异丙氨基)-1-羟基乙基]-1,2-苯二酚
   B. (R)-4-(2-氨基-1-羟基乙基)-1,2苯二酚
   C. 4-[(2-异丙氨基-1-羟基)乙基]-1,2-苯二酚
   D. (1R,2S)-2-甲氨基-苯丙烷
   E. (R)-4-[2-(甲氨基)-1-羟基乙基]-1,2-苯二酚

2. 配制盐酸肾上腺素注射液时通常控制其pH在4以下,主要是防止其发生什么反应
   A. 分解   B. 消旋化   C. 还原
   D. 聚合   E. 水解

3. 《中华人民共和国药典》中用紫外分光光度法检查肾上腺素中的杂质,是指什么
   A. 酮体   B. 消旋肾上腺素   C. 儿茶酚
   D. 肾上腺素红   E. 右旋肾上腺素

4. 肾上腺素与下列哪项叙述不符
   A. 具有旋光性   B. 具酸碱两性   C. 易氧化变质
   D. 易被消旋化使活性增加 E. 可与三氯化铁试液显色

5. 以下拟肾上腺素药物中不含手性碳原子的是哪个
   A. 重酒石酸去甲肾上腺素   B. 盐酸异丙肾上腺素
   C. 多巴胺   D. 盐酸克仑特罗
   E. 沙丁胺醇

6. 以下拟肾上腺素药物中,以其左旋体供药用的是什么
   A. 盐酸克仑特罗   B. 盐酸异丙肾上腺素
   C. 盐酸甲氧明   D. 盐酸氯丙那林

E．重酒石酸去甲肾上腺素

7. 化学结构如下的药物,名称是什么

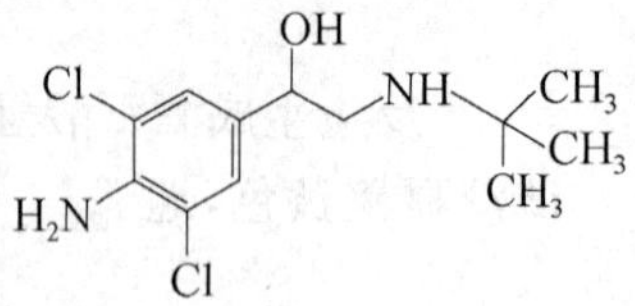

A．克仑特罗   B．氯丙那林   C．特布他林

D．沙丁胺醇   E．甲氧明

8. 异丙肾上腺素易被氧化变色,化学结构中不稳定的部分为哪一个

A．儿茶酚胺结构   B．侧链上的氨基   C．烃氨基侧链

D．侧链上的羟基   E．苯乙胺结构

9. 异丙肾上腺素的结构为哪一个

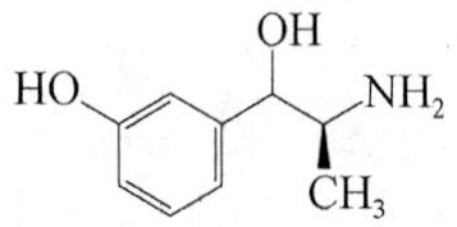

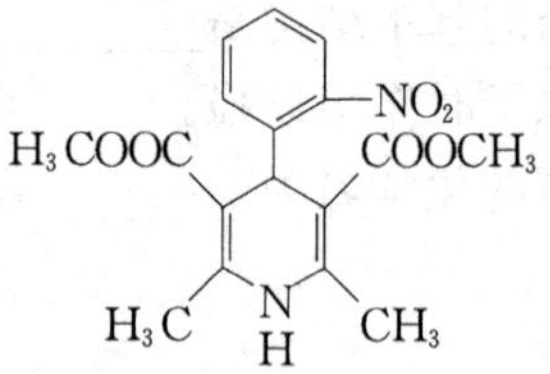

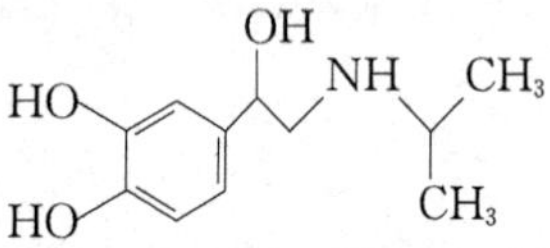

10. 又名喘息定的药物是哪个

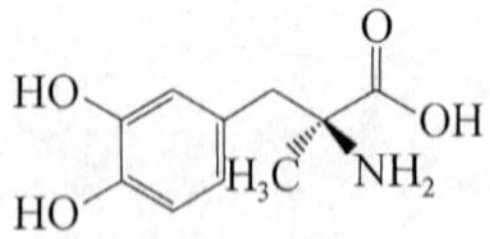

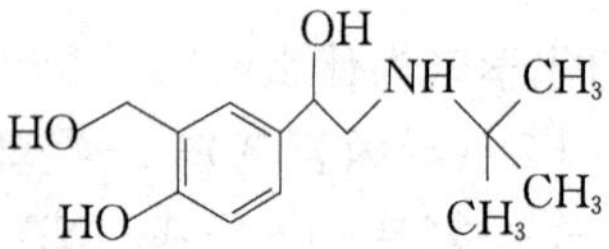

A．多巴胺   B．肾上腺素

C．盐酸异丙肾上腺素   D．重酒石酸去甲肾上腺素

E．盐酸麻黄碱

11. 下列何种酶不参与去甲肾上腺素体内代谢转化

A．单胺氧化酶   B．醛脱氢酶

C．醛还原酶   D．儿茶酚-O-甲基转移酶

E．谷胱甘肽-S-转移酶

12. 下列何种药物可与10％氯化钾反应生成沉淀

A．盐酸麻黄碱   B．盐酸多巴胺   C．沙丁胺醇

D．盐酸异丙肾上腺素   E．重酒石酸去甲肾上腺素

13. 具有如下结构的药物,名称是什么

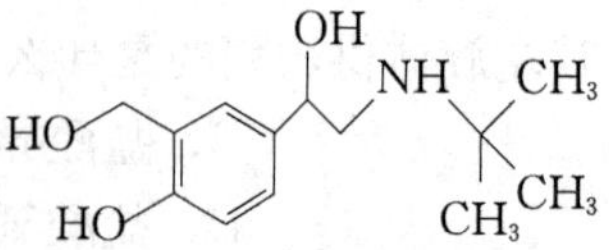

A. 去甲肾上腺素   B. 多巴胺   C. 麻黄碱

  D. 异丙肾上腺素   E. 沙丁胺醇

14. 下列何种药物可与碱性硫酸铜试液反应,生成物的二水合物溶于乙醚,呈紫红色

  A. 去甲肾上腺素   B. 多巴胺   C. 沙丁胺醇

  D. 异丙肾上腺素   E. 麻黄碱

15. 下列何种药物通常不易被氧化

  A. 去甲肾上腺素   B. 多巴胺   C. 沙丁胺醇

  D. 异丙肾上腺素   E. 麻黄碱

16. 关于拟肾上腺素药构效关系,错误的是哪一项

  A. 酚羟基的存在作用减弱

  B. 有 1 个苯环和氨基侧链的基本结构

  C. 氨基侧链上 α-碳引入甲基时中枢兴奋作用增强

  D. 酚羟基的存在作用时间缩短

  E. 氨基上的取代基增大时 α 受体效应减弱 β 受体效应增强

17. 拟肾上腺素药的基本结构中苯环与氨基相隔的碳原子数为多少

  A. 1   B. 2   C. 3

  D. 4   E. 5

18. 麻黄碱有 4 个光学异构体,其中活性最强的是哪一个

  A. (1R, 2S)-(±)   B. (1S, 2R)-(+)   C. (1R, 2R)-(+)

  D. (1S, 2S)-(+)   E. (1R, 2S)-(−)

19. 与氢氧化钠及高锰酸钾试液共热可生成苯甲醛特殊气味的药物是哪一个

  A. 盐酸麻黄碱   B. 盐酸异丙肾上腺素

  C. 多巴胺   D. 肾上腺素

  E. 重酒石酸去甲肾上腺素

20. 下列何种药物的甲醇溶液与二硫化碳作用生成荒酸衍生物

  A. 去甲肾上腺素   B. 多巴胺   C. 沙丁胺醇

  D. 异丙肾上腺素   E. 麻黄碱

三、配伍选择题

1～5 题选项

  A. 4-[(2-异丙胺基-1-羟基)乙基]-1,2-苯二酚盐酸盐

  B. (1R,2S)-2-甲氨基-苯丙烷-1-醇盐酸盐

  C. 1-异丙胺基-3-(1-萘氧基)-2-丙醇盐酸盐

  D. (R)-4-[2-(甲氨基)-1-羟基乙基]-1,2-苯二酚

  E. 2-[(2,6-二氯苯基)亚氨基]咪唑烷盐酸盐

 1. 盐酸麻黄碱的化学名为

 2. 盐酸普萘洛尔的化学名为

 3. 盐酸异丙肾上腺素的化学名为

 4. 盐酸可乐定的化学名为

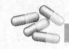
5. 肾上腺素的化学名为

6～10 题选项

A.

B.

C.

D.

E.

6. 伪麻黄碱的结构为

7. 特布他林的结构为

8. 间羟胺的结构为

9. 去甲肾上腺素的结构为

10. 沙丁胺醇的结构为

11～15 题选项

    A. 能与 10％氯化钾反应生成结晶性沉淀

    B. 能与磷钨酸试液发生反应生成有色沉淀

    C. 能与三氯化铁试液反应呈墨绿色;滴加 1％氨溶液即转呈紫红色

    D. 与二硫化碳反应后的产物再遇 Cu^{2+} 可生成黄色的荒酸衍生物

    E. 能发生维他立反应

11. 重酒石酸去甲肾上腺素

12. 阿托品

13. 沙丁胺醇

14. 盐酸异丙肾上腺素

15. 盐酸麻黄碱

四、多项选择题

1. 以下哪些与异丙肾上腺素相符

    A. 为 α 受体激动剂,有较强血管收缩作用,用于抗休克

    B. 为 β 受体激动剂,作为支气管扩张剂,用于呼吸道疾患

    C. 具儿茶酚胺结构,易被氧化,制备注射剂应加抗氧剂

    D. 含有异丙氨基和邻苯二酚结构

    E. 结构中含有 1 个手性碳原子,左旋体作用强于右旋体

2. 属于苯乙胺类的拟肾上腺素药物有哪些

    A. 重酒石酸去甲肾上腺素   B. 盐酸麻黄碱

C．肾上腺素　　　　　　　　　　　　D．盐酸异丙肾上腺素

　　E．甲氧明

3. 配制盐酸肾上腺素注射液时为防止其被氧化和消旋化,应采取的措施有哪些

　　A．充惰性气体　　　　　　　　　　　B．加抗氧剂

　　C．加金属络合物　　　　　　　　　　D．控制 pH 在 2.5～5.0

　　E．流通蒸汽灭菌 15 min

4. 结构中含有酚羟基可与三氯化铁试液作用显色的药物有哪些

　　A．重酒石酸去甲肾上腺素　　　　　　B．盐酸异丙肾上腺素

　　C．肾上腺素　　　　　　　　　　　　D．盐酸麻黄碱

　　E．甲氧明

5. 下列哪些药物具有儿茶酚结构

　　A．多巴胺　　　　　　　B．异丙肾上腺素　　　　　C．特布他林

　　D．肾上腺素　　　　　　E．去甲肾上腺素

6. 与肾上腺素相符的理化性质有哪些

　　A．左旋性　　　　　　　B．酸碱两性　　　　　　　C．易被氧化

　　D．可被消旋化　　　　　E．易被水解失效

7. 关于盐酸麻黄碱,正确的是哪些

　　A．具有右旋性

　　B．具有氨基醇官能团药物的鉴别反应

　　C．与碱性高锰酸钾或铁氰化钾反应,生成苯甲醛和甲胺

　　D．分子中含有 1 个手性碳原子

　　E．分子中含有酚羟基遇光易变质

8. 下列药物结构中含手性碳原子而具有光学活性的是哪几个

　　A．去甲肾上腺素　　　　B．多巴胺　　　　　　　　C．麻黄碱

　　D．左旋咪唑　　　　　　E．肾上腺素

9. 下列药物中易发生自动氧化而使药物变质的有哪几个

　　A．肾上腺素　　　　　　B．去甲肾上腺素　　　　　C．异丙肾上腺素

　　D．多巴胺　　　　　　　E．去氧肾上腺素

10. 以下哪些与盐酸多巴胺相符

　　A．受热易发生消旋化反应,效价降低

　　B．为 α 及 β 受体激动剂,还激动多巴胺受体

　　C．分子结构中含有 1 个手性碳原子,以其 R 构型供药用

　　D．具有儿茶酚胺结构,在空气中易被氧化变色

　　E．临床用于各种类型休克

11. 对拟肾上腺素药一般构效关系的叙述正确的有哪些

　　A．苯环与侧链胺基相隔 2 个碳原子时作用较强

　　B．苯环上引入羟基作用强度增加

　　C．α 碳原子上引入甲基毒性降低

　　D．通常左旋体的活性强于右旋体

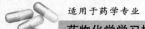
E．侧链胺基上随着烃基的增大而β受体效应逐渐增强

12．以下哪些与盐酸普萘洛尔相符

A．分子结构中含萘氧基、异丙氨基,又名心得安

B．含有1个手性碳原子,药用为外消旋体

C．含有2个手性碳原子,药用为外消旋体

D．非选择性β受体阻滞剂,用于心绞痛

E．含有儿茶酚胺结构,易被氧化变色

五、简答题

1．配制盐酸肾上腺素注射液时需采取哪些措施? 为什么?

2．为什么麻黄碱的药效维持时间较长,可以口服?

3．盐酸多巴胺为何要避光、密闭保存?

4．简述具有侧链氨基醇结构的药物的特征反应。

5．用反应式表达有关氨荒酸衍生物的反应?

6．简述拟肾上腺素药的构效关系。

第十一章
抗过敏药和抗溃疡药

药·物·化·学·学·习·指·导

学习目标

1. 识别盐酸苯海拉明、马来酸氯苯那敏、盐酸赛庚啶、氯雷他定、富马酸酮替芬、盐酸西替利嗪、特非那定、阿司咪唑等常用抗过敏药物的化学结构和结构特点。

2. 识别雷尼替丁、西咪替丁、法莫替丁、奥美拉唑、兰索拉唑、多潘立酮、甲氧氯普胺等常用抗溃疡药物的化学结构和结构特点。

3. 理解抗过敏药和抗溃疡药物的结构改造

4. 应用药物的理化性质,解决该药物的调配、制剂、分析、检测、储存、保管等问题。

学习内容

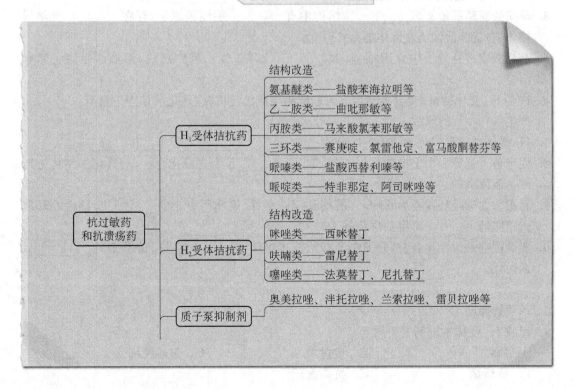

结构改造

H₁受体拮抗药
- 氨基醚类——盐酸苯海拉明等
- 乙二胺类——曲吡那敏等
- 丙胺类——马来酸氯苯那敏等
- 三环类——赛庚啶、氯雷他定、富马酸酮替芬等
- 哌嗪类——盐酸西替利嗪等
- 哌啶类——特非那定、阿司咪唑等

结构改造

H₂受体拮抗药
- 咪唑类——西咪替丁
- 呋喃类——雷尼替丁
- 噻唑类——法莫替丁、尼扎替丁

质子泵抑制剂
- 奥美拉唑、泮托拉唑、兰索拉唑、雷贝拉唑等

抗过敏药和抗溃疡药

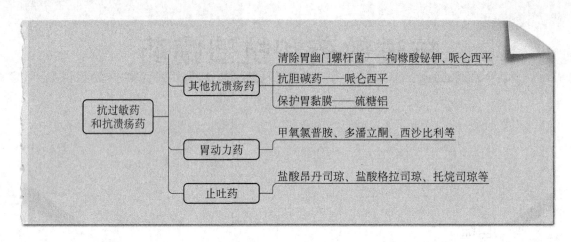

注：上述各类药物的学习内容包括此类药物的发展、分类、结构改造和构效关系及化学结构、结构特点、理化性质和临床应用等知识点。

目标检测

一、填空题

1. H_1 受体拮抗剂临床用作_____，H_2 受体拮抗剂用作_____。

2. H_1 受体拮抗药的基本结构是_____，按化学结构可分为_____、_____、_____、_____、_____、_____。

3. 经典的 H_1 受体拮抗剂容易通过_____，所以具有_____的副作用。

4. 马来酸氯苯那敏又名_____。结构中有_____手性碳原子，存在_____光学异构体，右旋体活性比左旋体的高，药用为_____。

5. 富马酸酮替芬分子中含用酮基，加_____试液，置水浴中加热，溶液产生红色絮状沉淀。

6. 许多 H_2 受体拮抗剂经灼烧后，加入醋酸铅生成黑色沉淀，是化学结构中含有_____，产生_____的缘故。

7. H_2 受体拮抗剂按化学结构可以分为_____、_____、_____和_____。

8. 西咪替丁是第一个上市的_____，是以_____作为先导化合物，对其化学结构进行改造而得到的。

9. 将组胺的咪唑环置换为呋喃环，可得到疗效更好、副作用更小的_____，用噻唑环取代组胺的_____可得到法莫替丁。

10. 奥美拉唑是两性化合物，分子中含有苯并咪唑环，显_____性；分子中的_____显弱酸性。

二、单项选择题

1. 组胺 H_1 受体拮抗剂主要用于

   A. 解痉 B. 抗过敏 C. 解热镇痛

   D. 抗溃疡 E. 抗高血压

2. 抗组胺药盐酸苯海拉明的化学结构属于下列哪一类

　　A．丙胺类　　　　　　　B．哌嗪类　　　　　　　C．氨基醚类

　　D．乙二胺类　　　　　　E．三环类

3. 茶苯海明是下列哪种成分与 8-氯茶碱结合形成的盐

　　A．苯海拉明　　　　　　B．异丙嗪　　　　　　　C．氯雷他啶

　　D．赛庚啶　　　　　　　E．氯苯那敏

4. 属于非镇静性 H_1 受体拮抗剂的是哪个

　　A．阿司咪唑　　　　　　B．曲吡那敏　　　　　　C．马来酸氯苯那敏

　　D．盐酸异丙嗪　　　　　E．特非那啶

5. 化学名为 N,N-二甲基-2-(二苯基甲氧基)乙胺盐酸盐的药物是哪个

　　A．马来酸氯苯那敏　　　B．曲吡那敏　　　　　　C．盐酸苯海拉明

　　D．盐酸异丙嗪　　　　　E．阿司咪唑

6. 下列叙述的内容哪一项与盐酸苯海拉明不符

　　A．为白色结晶性粉末,极易溶解与水

　　B．为醚类化合物,但比一般的醚易受酸的催化而分解

　　C．为醚类化合物,但在碱性溶液中稳定

　　D．水溶液加盐酸产生白色沉淀

　　E．为乙二胺类抗组胺药

7. 下列哪一个药物属于丙胺类 H_1 受体拮抗剂

　　A．盐酸苯海拉明　　　　B．马来酸氯苯那敏　　　C．曲吡那敏

　　D．盐酸异丙嗪　　　　　E．阿司咪唑

8. 马来酸氯苯那敏加稀硫酸及高锰酸钾试液,试液红色消失,是由于结构中含有

　　A．苯基　　　　　　　　B．吡啶环　　　　　　　C．脂肪叔胺

　　D．对氯苯基　　　　　　E．马来酸中的不饱和键

9. 下列哪一项与马来酸氯苯那敏不符

　　A．又名扑尔敏

　　B．分子中含有叔胺结构,加枸橼酸醋酐试液在水浴上加热,即显红紫色

　　C．加稀硫酸及高锰酸钾试液,试液红色消失

　　D．属于丙胺类 H_2 受体拮抗剂

　　E．分子中含吡啶环

10. 盐酸异丙嗪加硫酸显色,可用于药物的鉴别,是由于结构中含有什么结构

　　A．苯环　　　　　　　　B．噻嗪环　　　　　　　C．吩噻嗪环

　　D．乙二胺　　　　　　　E．异丙胺

11. 以下是何种药物的化学结构

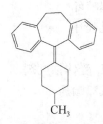

  A．盐酸苯海拉明   B．盐酸赛庚啶   C．盐酸雷尼替丁

  D．盐酸吗啡   E．盐酸异丙嗪

12. 置换异丙嗪结构中吩噻嗪环上的 S 原子得到赛庚啶，采用的生物电子等排体是哪一种

  A．—CH₂—   B．—NH—   C．—O—

  D．—CH₂CH₂—   E．—CH＝CH—

13. 马来酸氯苯那敏又名什么

  A．苯那君   B．扑尔敏   C．非那根

  D．息斯敏   E．泰胃美

14. 富马酸酮替芬在 H₁ 受体拮抗剂中属哪一结构类型

  A．氨基醚类   B．哌嗪类   C．哌啶类

  D．乙二胺类   E．三环类

15. 息斯敏是指下列哪种药物

  A．盐酸苯海拉明   B．阿司咪唑   C．盐酸赛庚啶

  D．盐酸异丙嗪   E．马来酸氯苯那敏

16. 下列属于呋喃类抗溃疡的药物是哪一种

  A．尼扎替丁   B．西替利嗪   C．法莫替丁

  D．西咪替丁   E．雷尼替丁

17. 下列药物中，具有光学活性的是哪一种

  A．西咪替丁   B．雷尼替丁   C．奥美拉唑

  D．法莫替丁   E．尼扎替丁

18. 下列药物中，含有苯并咪唑环的是哪一种

  A．格雷司琼   B．昂丹司琼   C．西沙必利

  D．哌仑西平   E．多潘立酮

19. 下列药物中，含有咔唑酮结构的是哪一种

  A．阿托品   B．托烷司琼   C．格雷司琼

  D．昂丹司琼   E．甲氧氯普胺

20. 具有以下结构式的药物是哪一种

  A．奥美拉唑   B．法莫替丁   C．西咪替丁

  D．尼扎替丁   E．雷尼替丁

21. 西咪替丁化学结构中碱性芳杂环是哪一种

  A．咪唑环   B．噻唑环   C．呋喃环

  D．嘧啶环   E．吡唑环

22. 西咪替丁是什么药

  A．H₂ 受体拮抗剂   B．H₁ 受体拮抗剂   C．质子泵抑制剂

  D．抗过敏药   E．抗哮喘药

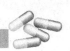

23. 法莫替丁不具有下述何种性质

    A．结构中含有磺酰胺基   B．结构中含有噻唑环

    C．结构中含有咪唑环   D．高选择性 H_2 受体拮抗剂

    E．用于治疗胃及十二指肠溃疡

24. 下列哪一项与盐酸雷尼替丁不符

    A．结构中含有呋喃环   B．为组胺 H_2 受体拮抗剂

    C．结构中含有咪唑环   D．应遮光,密封,在凉暗干燥处保存

    E．结构中含硫原子,用小火缓缓加热,产生的硫化氢使湿润的醋酸铅试纸显黑色

25. 奥美拉唑的作用机制是什么

    A．血管紧张素转化酶抑制剂   B．羟甲戊二酰辅酶 A 还原酶抑制剂

    C．磷酸二酯酶抑制剂   D．组胺 H_2 受体拮抗剂

    E．质子泵抑制剂

三、配伍选择题

1～5 题选项

    A．西咪替丁   B．酮替芬   C．马来酸氯苯那敏

    D．奥美拉唑   E．盐酸苯海拉明

  1. H^+/K^+-ATP 酶抑制剂

  2. H_1 受体拮抗剂,并有镇静和镇吐作用

  3. 又名扑尔敏

  4. H_2 受体拮抗剂

  5. 三环类 H_1 受体拮抗剂

6～10 题选项

    A．氯苯那敏   B．雷尼替丁   C．苯海拉明

    D．异丙嗪   E．西咪替丁

6. 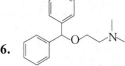 的通用名是

7. 的通用名是

8. 的通用名是

9. 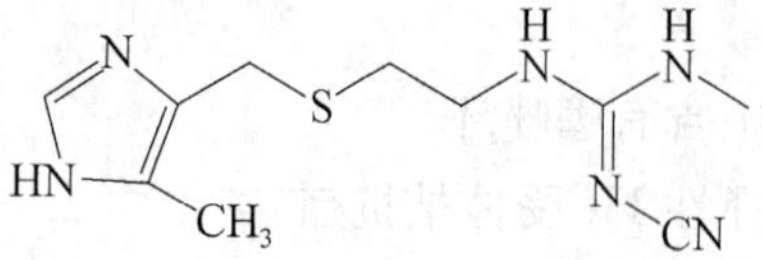 的通用名是

10. 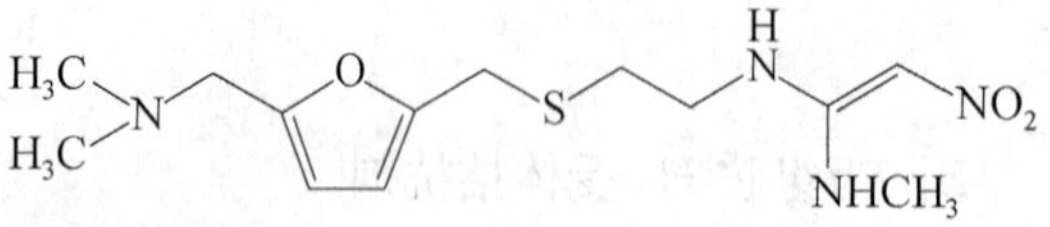 的通用名是

11~15 题选项

    A．息斯敏　　　　　　　　B．洛赛克　　　　　　　　C．非那根

    D．泰胃美　　　　　　　　E．扑尔敏

11. 西咪替丁又名

12. 盐酸异丙嗪又名

13. 阿司咪唑又名

14. 马来酸氯苯那敏又名

15. 奥美拉唑又名

16~20 题选项

    A．异丙嗪　　　　　　　　B．苯海拉明　　　　　　　C．托烷司琼

    D．昂丹司琼　　　　　　　E．格雷司琼

16. 分子结构中含有酰胺键的药物是

17. 分子结构中含有酯键的药物是

18. 分子结构中含有醚键的药物是

19. 分子结构中含有吩噻嗪环的药物是

20. 分子结构中含有咪唑环的药物是

四、多项选择题

 1. 下列哪些与盐酸苯海拉明的结构特征和稳定性相符

    A．具有醚键

    B．对碱稳定

    C．在酸催化下可分解产生二苯甲醇

    D．具有叔胺结构有类似生物碱的颜色和沉淀反应

    E．对光极不稳定,易氧化变色

 2. 属于 H_1 受体拮抗剂的药物有哪些

A. 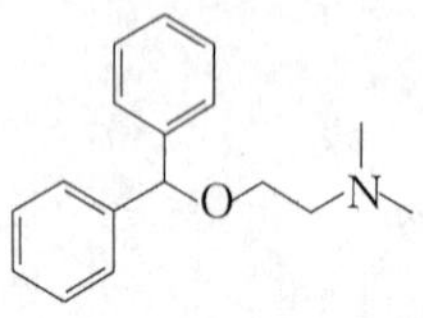 　　　　　　　　B.

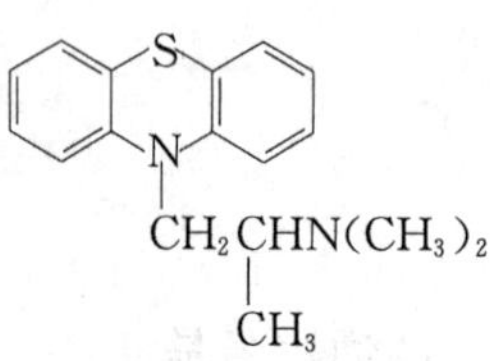

C.

（图：C、D、E三个化学结构式）

3. 属于 H_1 受体拮抗剂的化学结构类型有哪些

    A. 丙二胺类　　　　　　　B. 乙二胺类　　　　　　C. 氨基醚类

    D. 哌啶类　　　　　　　　E. 丙胺类

4. 属于非镇静性抗组胺药的是哪些

    A. 特非那啶　　　　　　　B. 马来酸氯苯那敏　　　C. 盐酸异丙嗪

    D. 盐酸苯海拉明　　　　　E. 阿司咪唑

5. 盐酸异丙嗪分子中含有吩噻嗪环,易被空气中的氧氧化。故配制注射液和保存时,可采取下列哪些措施提高其稳定性

    A. 加入适量的维生素 C　　　　　　　　B. 调整 pH 为 4.0～5.5

    C. 采用流通蒸汽灭菌 30 min　　　　　　D. 应遮光、密封保存

    E. 加入重金属离子配位剂,排除重金属离子催化氧化的干扰

6. 常见抗溃疡药的类型有哪些

    A. 磺胺类　　　　　　　　B. 喹诺酮类　　　　　　C. 噻唑类

    D. 咪唑类　　　　　　　　E. 呋喃类

7. 下列哪些为抗溃疡药

    A. 盐酸雷尼替丁　　　　　B. 阿司咪唑　　　　　　C. 法莫替丁

    D. 西咪替丁　　　　　　　E. 盐酸苯海拉明

8. 下列哪些类型常用作抗溃疡药

    A. 钙拮抗剂　　　　　　　B. H_2 受体拮抗剂　　　C. β 受体阻滞剂

    D. 质子泵抑制剂　　　　　E. H_1 受体拮抗剂

9. 盐酸雷尼替丁具有下列哪些性质

    A. 结构中含有呋喃环　　　　　　　　　B. 属于 H_2 受体拮抗剂

    C. 具有抗过敏的作用　　　　　　　　　D. 应遮光、密封,在凉暗干燥处保存

    E. 结构中含硫原子,用小火缓缓加热,产生的气体可使湿润的醋酸铅试纸显黑色

10. 抗溃疡药法莫替丁的化学结构具备下列哪些特征

    A. 磺酰氨基　　　　　　　B. 噻唑环　　　　　　　C. 硫醚

    D. 硝基　　　　　　　　　E. 甲基

11. 下列描述与昂丹司琼相符的是哪些

    A. 具有止吐作用　　　　　B. 含有咪唑环　　　　　C. 有较明显的锥体外系反应

    D. 含有手性中心　　　　　E. 以盐酸盐供药用

12. 下列描述与奥美拉唑相符的是哪些

    A．分子结构中含有氰基　　　　　　　B．含有 2 个手性中心

    C．对酸不稳定　　　　　　　　　　　D．具酸碱两性，以钠盐供药用

    E．在水溶液中很稳定

13. 经灼烧后，产生的硫化氢能使湿润的醋酸铅试纸变黑的药物有哪些

    A．硫糖铝　　　　　　　B．多潘立酮　　　　　　　C．雷尼替丁

    D．法莫替丁　　　　　　E．西咪替丁

14. 下列描述与多潘立酮相符的是哪些

    A．含有苯并咪唑酮结构　　B．含有芳伯胺基　　　　C．含有哌啶环

    D．易溶于水　　　　　　　E．极性大，不易透过血脑屏障

15. 下列具有止吐作用的药物有哪些

    A．苯海拉明　　　　　　B．昂丹司琼　　　　　　　C．格雷司琼

    D．甲氧氯普胺　　　　　E．多潘立酮

五、简答题

1. 经典 H_1 受体拮抗剂有何突出不良反应？为什么？第二代 H_1 受体拮抗剂如何克服这一缺点？

2. 经典 H_1 受体拮抗剂的几种结构类型是相互联系的，试分析由乙二胺类到氨基醚类、丙胺类、三环类、哌嗪类的结构变化。

3. 经典 H_1 受体拮抗剂有哪几种化学结构类型？请写出其代表性药物。

4. 抗溃疡药有哪几种类型？

第十二章

解热镇痛药及非甾体抗炎药

药·物·化·学·学·习·指·导

学习目标

1. 描述阿司匹林（乙酰水杨酸）、对乙酰氨基酚、双氯芬酸钠、布洛芬等典型药物的化学结构和化学名。

2. 识别萘普生、酮洛芬、吲哚美辛、羟布宗、吡罗昔康等常用药物的化学结构和结构特点。

3. 描述阿司匹林（乙酰水杨酸）、对乙酰氨基酚的合成过程。

4. 应用药物的理化性质，解决该药物的调配、制剂、分析检测、储存保管等问题。

学习内容

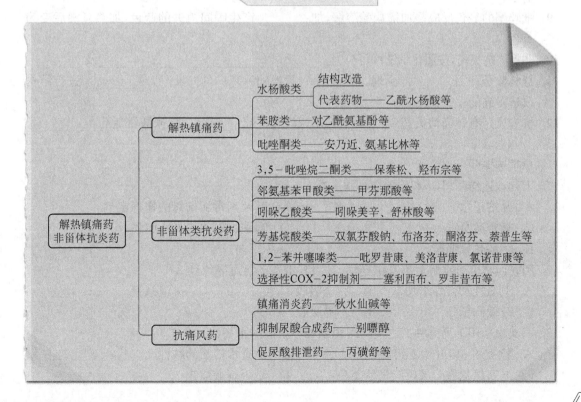

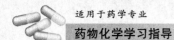

注：上述各类药物的学习内容包括此类药物的发展、分类、结构改造和构效关系及化学结构、结构特点、理化性质和临床应用等知识点。

目标检测

一、填空题

1. 非甾体抗炎药的英文名缩写为_____，都具有解热、镇痛、抗炎作用，而_____甾体类药物的不良反应。

2. 解热镇痛药从化学结构上主要分为_____、_____及_____。

3. 阿司匹林与氢氧化铝成盐形成_____，在胃中几乎不分解，进入小肠才分解成2分子的乙酰水杨酸，故对_____的刺激性小。

4. 阿司匹林的水溶性_____，与碱性赖氨酸成盐制得_____，其水溶性_____，可供注射用，避免了胃肠道反应。

5. 贝诺酯是采用前药原理，将_____和_____成酯而得的前药，对胃肠道刺激性较小，特别适合于老人和儿童。

6. 氟取代的水杨酸衍生物二氟尼柳和氟苯柳为可逆性的_____，其消炎镇痛作用比阿司匹林强，而且作用时间长，对_____的刺激性小。

7. 阿司匹林的合成以_____为原料，在_____催化下，经醋酐乙酰化制得。主要杂质是_____、_____、醋酸苯酯、水杨酸苯酯和乙酰水杨酸苯酯等。

8. 为了增加氨基比林的水溶性，引入水溶性基团_____，得到了安乃近，可制成_____剂型。

9. 吡唑酮的显色反应是加稀盐酸溶解，加_____产生瞬间消失的蓝色，加热煮沸后变为黄色。

10. 非甾体抗炎药，按照化学结构可分为_____、_____、_____、_____及_____。

11. 舒林酸是利用_____原理，用—CH＝置换吲哚环中的—N＝，对_____进行结构改造得到的一个前药。

12. 抗痛风药有镇痛消炎药_____、抑制尿酸合成药_____、促尿酸排泄药_____。

二、单项选择题

1. 下列叙述与阿司匹林不符的是哪一项
   A. 易溶于水
   B. 其片剂常加枸橼酸作稳定剂
   C. 微带酸臭味
   D. 遇酸、碱、热均易水解失效
   E. 为解热镇痛药

2. 阿司匹林部分水解后不宜供药用，是因其水解产物可导致什么
   A. 刺激性和毒性增加
   B. 完全吸收
   C. 排泄减慢
   D. 疗效降低
   E. 不易吸收

3. 药典中采用下列哪种方法检查阿司匹林中游离的水杨酸
   A. 检查 Na_2CO_3 中不溶物
   B. 检查水溶液的酸性
   C. 与三氯化铁溶液反应呈紫堇色
   D. 是否有醋酸味

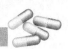

E．与乙醇在浓硫酸存在下反应生成具有香味的化合物

4. 测定阿司匹林熔点(135～140℃)时,将传温液预热到130℃进行测定,其目的是什么

    A．防止分解　　　　　B．防止挥发　　　　　C．防止升华

    D．防止氧化　　　　　E．防止聚合

5. 对乙酰氨基酚可采用重氮化偶合反应鉴别,是因其结构中具有哪种结构

    A．酚羟基　　　　　　B．甲氧基　　　　　　C．酰胺基

    D．苯环　　　　　　　E．潜在的芳香第一胺

6. 区别阿司匹林和对乙酰氨基酚可用何种试液

    A．NaOH 试液　　　　B．三氯化铁试液　　　C．碱性的 β-萘酚

    D．HCl　　　　　　　E．加热后加三氯化铁试液

7. 下列药物中哪个不溶于 $NaHCO_3$ 溶液

    A．萘普生　　　　　　B．酮洛芬　　　　　　C．双氯芬酸

    D．布洛芬　　　　　　E．对乙酰氨基酚

8. 具有解热和镇痛作用,但无抗炎作用的药物是哪一个

    A．对乙酰氨基酚　　　B．贝诺酯　　　　　　C．布洛芬

    D．吡罗昔康　　　　　E．阿司匹林

9. 具有以下化学结构的药物是哪一个

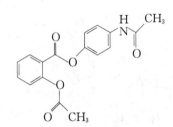

    A．丙磺舒　　　　　　B．双氯芬酸钠　　　　C．吲哚美辛

    D．别嘌醇　　　　　　E．贝诺酯

10. 下列叙述与贝诺酯不相符的是哪一项

    A．是阿司匹林与对乙酰氨基酚制成的酯

    B．水解产物显芳香第一胺的鉴别反应

    C．水解产物显酚羟基的鉴别反应

    D．对胃黏膜的刺激性大

    E．为解热、消炎镇痛药

11. 属于前体药物的是哪一个

    A．二氟尼柳　　　　　B．贝诺酯　　　　　　C．吡罗昔康

    D．依他尼酸　　　　　E．羟布宗

12. 下列哪个药物的化学结构属于吡唑酮类

    A．贝诺酯　　　　　　B．萘普生　　　　　　C．阿司匹林

    D．芬布芬　　　　　　E．安乃近

13. 安乃近在下列哪种溶媒中溶解度最大
    A. 水　　　　　　　　　　B. 丙酮　　　　　　　　C. 乙醇
    D. 乙醚　　　　　　　　　E. 苯和氯仿

14. 非甾体抗炎药按化学结构类型可分为哪几种类型
    A. 水杨酸类、苯胺类、吡唑酮类
    B. 吡唑酮类、芳基烷酸类、吲哚乙酸类
    C. 吲哚乙酸类、芳基烷酸类、水杨酸类
    D. 3,5-吡唑烷二酮类、芳基烷酸类、芬那酸类、1,2-苯并噻嗪类
    E. 3,5-吡唑烷二酮类、水杨酸类、1,2-苯并噻嗪类

15. 非甾体抗炎药的作用机制是什么
    A. 磷酸二酯酶抑制剂　　　　　　　B. 花生四烯酸环氧化酶抑制剂
    C. 二氢叶酸还原酶抑制剂　　　　　D. β-内酰胺酶抑制剂
    E. D-丙氨酸多肽转移酶抑制剂,阻止细胞壁形成

16. 下列哪个药物属于3,5-吡唑烷二酮类
    A. 甲芬那酸　　　　　　B. 双氯芬酸钠　　　　　C. 吡罗昔康
    D. 安乃近　　　　　　　E. 羟布宗

17. 与以下化学结构药理作用相符的是哪一个

    A. 吲哚美辛　　　　　　B. 吗啡　　　　　　　　C. 依他尼酸
    D. 茶碱　　　　　　　　E. 可的松

18. 双氯芬酸的化学名为哪一个
    A. 2-(4-异丁基苯基)丙酸
    B. 2-[(2,6-二氯苯基)氨基]苯乙酸
    C. N-(4-羟基苯基)-乙酰胺
    D. 1-(4-氯苯甲酰基)-2-甲基-5-甲氧基-1H-吲哚-3-乙酸
    E. 2-(乙酰氧基)苯甲酸

19. 下列哪种药物可溶于水
    A. 吡罗昔康　　　　　　B. 吲哚美辛　　　　　　C. 萘普生
    D. 布洛芬　　　　　　　E. 双氯芬酸钠

20. 双氯芬酸钠的化学名为哪一个
    A. 2-[(2,6-二氯苯基)氨基]苯甲酸钠
    B. 2-[(2,4-二氯苯基)氨基]苯甲酸钠
    C. 2-[(2,3-二氯苯基)氨基]苯甲酸钠
    D. 2-[(2,4-二氯苯基)氨基]苯乙酸钠
    E. 2-[(2,6-二氯苯基)氨基]苯乙酸钠

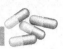

21. 下列哪种性质与布洛芬符合

　　A．易溶于水，几乎无味

　　B．在酸性或碱性条件下均易水解

　　C．在空气中放置可被氧化，颜色逐渐变黄至深棕色

　　D．可溶于氢氧化钠或碳酸钠溶液中

　　E．含有手性碳原子，具旋光性，药用为右旋体

22. 布洛芬的化学名为哪一个

　　A．2-(4-异丁基苯基)丙酸

　　B．4-[(二正丙胺基)磺酰基]苯甲酸

　　C．2-[(2,6-二氯苯基)氨基]苯乙酸钠

　　D．4-丁基-1-(4-羟基苯基)-2-苯基-3,5-吡唑烷二酮

　　E．2-甲基-1-(4-氯苯甲酰基)-5-甲氧基-1H-吲哚-3-乙酸

23. 下列哪种药物不具有水解性

　　A．布洛芬　　　　　　B．贝诺酯　　　　　　C．阿司匹林

　　D．对乙酰氨基酚　　　E．吲哚美辛

24. 结构中含有 1 个手性碳原子的是哪一个

　　A．吡罗昔康　　　　　B．阿司匹林　　　　　C．舒林酸

　　D．萘普生　　　　　　E．安乃近

25. 布洛芬的化学结构为哪一个

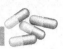

26. 下面哪个药物具有手性碳原子，临床上用 S-(+)-异构体

　　A．安乃近　　　　　　B．羟布宗　　　　　　C．双氯芬酸钠

　　D．吡罗昔康　　　　　E．萘普生

27. 为前体药物的是哪一个

　　A．别嘌醇　　　　　　B．布洛芬　　　　　　C．萘普生

　　D．萘丁美酮　　　　　E．阿司匹林

28. 为 1,2-苯并噻嗪类非甾体抗炎药的是哪一个

   A．布洛芬   B．吡罗昔康   C．萘普生

   D．吲哚美辛   E．贝诺酯

29. 下列药物中哪个具有酸性,但化学结构中不含有羧基

   A．吲哚美辛   B．双氯芬酸   C．布洛芬

   D．吡罗昔康   E．阿司匹林

30. 丙磺舒属于哪类药

   A．平喘药   B．抗痛风药   C．解热镇痛药

   D．镇痛药   E．抗高血压药

三、配伍选择题

1~5 题选项

   A．2-(乙酰氧基)苯甲酸-4-(乙酰胺基)苯酯

   B．(+)-α-甲基-6-甲氧基-萘乙酸

   C．2-(4-异丁基苯基)-丙酸

   D．N-(4-羟基苯基)-乙酰胺

   E．2-[(2,6-二氯苯基)氨基]-1-苯乙酸钠

 1. 对乙酰氨基酚的化学名为

 2. 布洛芬的化学名为

 3. 贝诺酯的化学名为

 4. 双氯芬酸钠的化学名为

 5. 萘普生的化学名为

6~10 题选项

A. B. C.

D. E.

 6. 对乙酰氨基酚的化学结构为

 7. 贝诺酯的化学结构为

 8. 阿司匹林的化学结构为

 9. 安乃近的化学结构为

 10. 布洛芬的化学结构为

11～15 题选项

　A. 属于选择性 COX－2 抑制剂　　　　B. 属于水杨酸类药物

　C. 属于芳基烷酸类药物　　　　　　　D. 属于 1,2-苯并噻嗪类药物

　E. 属于 3,5-吡唑烷二酮类药物

11. 赖氨酸阿司匹林

12. 美洛昔康

13. 双氯酚酸钠

14. 塞利昔布

15. 羟布宗

16～20 题选项

A. ![structure A] B. ![structure B]

C. ![structure C] D. ![structure D]

E. ![structure E]

16. 属于 3,5-吡唑烷二酮类

17. 属于吲哚乙酸类

18. 属于芳基烷酸类

19. 属于 1,2-苯并噻嗪类

20. 属于水杨酸类

四、多项选择题

1. 关于解热镇痛药,正确的是哪几项

　A. 水杨酸类药物的主要不良反应为胃肠道副反应

　B. 该类药物易产生耐药性及成瘾性

　C. 主要分为水杨酸类、酰苯胺类、吡唑酮类

　D. 作用机制主要是通过抑制花生四烯酸环氧化酶的作用

　E. 该类药物不仅对牙痛、头痛、神经痛等慢性钝痛有良好作用,对创伤性剧痛和内脏绞痛也有效

2. 阿司匹林的性质与下列哪几项相符

    A. 在氢氧化钠或碳酸钠溶液中溶解,且同时分解

    B. 水溶液加热后与三氯化铁反应,显紫堇色

    C. 在干燥状态下稳定,遇湿可缓慢分解

    D. 作用机制为花生四烯酸环氧酶的不可逆抑制剂

    E. 本品为解热镇痛药,不具有抗炎作用

3. 对水杨酸可进行哪些结构修饰

    A. 对羟基进行酯化   B. 对羧基进行酯化   C. 对羧基进行酰胺化

    D. 对羧基进行醚化   E. 对羧基进行成盐反应

4. 药典规定对阿司匹林在碳酸钠溶液中进行澄明度检查,其检测杂质是哪些

    A. 乙酰水杨酸苯酯   B. 对氨基酚   C. 水杨酸苯酯

    D. 水杨酸   E. 醋酸苯酯

5. 下列叙述与对乙酰氨基酚相符的是哪些

    A. 具有解热和镇痛作用   B. 具有消炎作用

    C. 与阿司匹林生成的酯具有前药性质   D. 遇三氯化铁试液显蓝紫色

    E. 为花生四烯酸环氧酶的不可逆抑制剂

6. 可与三氯化铁试液作用生成有色配合物的药物有哪些

    A. 对乙酰氨基酚   B. 萘普生   C. 丙磺舒

    D. 布洛芬   E. 水杨酸

7. 属于水杨酸类的解热镇痛药为哪些

    A. 阿司匹林铝   B. 二氟尼柳   C. 甲芬那酸

    D. 乙氧苯酰胺   E. 氟苯柳

8. 具有酯键的药物有哪些

    A. 萘普生   B. 对乙酰氨基酚   C. 丙磺舒

    D. 阿司匹林   E. 贝诺酯

9. 下列哪些不是非甾体抗炎药

    A. 双氯芬酸钠   B. 氟比洛芬   C. 丙磺舒

    D. 别嘌醇   E. 对乙酰氨基酚

10. 下列化学结构类型哪些是非甾体抗炎药

    A. 1,2,4-苯并噻二嗪类   B. 喹诺酮类   C. 芳基烷酸类

    D. 3,5-吡唑烷二酮类   E. 1,2-苯并噻嗪类

11. 下列哪些药物是芳基烷酸类非甾体抗炎药

    A. 安乃近   B. 布洛芬   C. 芬布芬

    D. 酮洛芬   E. 对乙酰氨基酚

12. 下列含有羧基的解热镇痛及非甾体抗炎药有哪些

    A. 阿司匹林   B. 布洛芬   C. 对乙酰氨基酚

    D. 吲哚美辛   E. 萘普生

13. 属于前体药物的有哪些

    A. 安吡昔康   B. 贝诺酯   C. 舒林酸

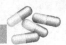

　　D．双氯酚酸钠　　　　　E．吲哚美辛
14．具有手性碳原子的非甾体抗炎药有哪些
　　A．吲哚美辛　　　　　　B．舒林酸　　　　　　　C．萘普生
　　D．布洛芬　　　　　　　E．氯胺酮
15．下列哪些为抗痛风药物
　　A．秋水仙碱　　　　　　B．吲哚美辛　　　　　　C．磺吡酮
　　D．巯嘌呤　　　　　　　E．别嘌醇

五、简答题
　1．阿司匹林中可能含有哪些杂质？是如何引入的？用什么简单的化学方法可检测杂质的存在？
　2．为什么测定阿司匹林熔点时，需将传温液预热至130℃后立即放入待测样品，迅速测定熔点？
　3．阿司匹林为什么会变色？变色后能否服用？
　4．简述水杨酸类解热镇痛药结构改造的过程。
　5．用什么化学方法区别阿司匹林和对乙酰氨基酚（扑热息痛）？
　6．用化学反应式表达对乙酰氨基酚的化学性质，并指出与哪些结构对应。

第十三章

心血管系统药物

药·物·化·学·学·习·指·导

学习目标

1. 描述洛伐他汀、氯贝丁酯、非诺贝特、硝酸甘油、硝酸异山梨酯、硝苯地平、氨氯地平、盐酸维拉帕米、盐酸地尔硫䓬、盐酸可乐定、卡托普利、氯沙坦、呋塞米、氢氯噻嗪等典型药物的化学结构和化学性质。

2. 识别辛伐他汀、吉非贝齐、单硝酸异山梨酯、桂利嗪、双嘧达莫、奎尼丁、利舍平、福辛普利、缬沙坦、地高辛、去乙酰毛花苷、氨力农等常用药物的化学结构和结构特点。

3. 应用药物的理化性质,解决该药物的调配、制剂、分析检测、储存保管等问题。

学习内容

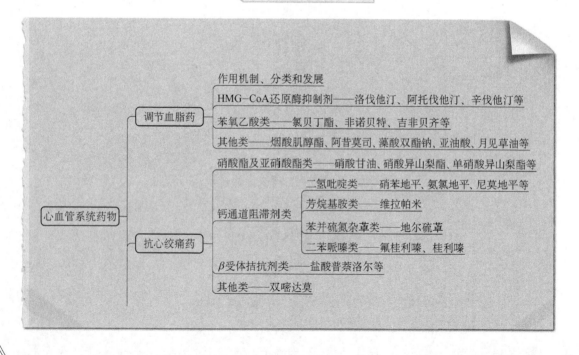

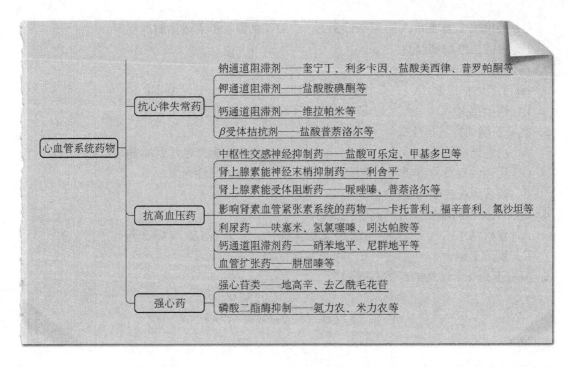

注：上述各类药物的学习内容包括此类药物的发展、分类、结构改造和构效关系及化学结构、结构特点、理化性质和临床应用等知识点。

目标检测

一、填空题

1. 羟甲戊二酰辅酶 A 还原酶抑制剂类调血脂药能阻断体内胆固醇合成，代表药有_____、_____等。

2. 氯贝丁酯又名_____，具有酯的一般性质，发生_____反应。

3. 钙通道阻滞剂类药物按化学结构可分为_____、_____、_____和_____。

4. 维拉帕米的作用与旋光性有关，_____体是室上性心动过速患者首选药，_____体用于治疗心绞痛。

5. 硝苯地平遇光极不稳定，发生_____反应，降解物对人体有害，故在生产、使用和储存中均应_____。

6. 双嘧达莫又名_____，其溶液有很强的绿色荧光，加酸后_____消失，可供鉴别。

7. 奎尼丁是从金鸡纳树皮中提取的_____生物碱，与抗疟药_____为非对映异构体。

8. 卡托普利结构中的_____有还原性，遇光或在水溶液中易被氧化生成二硫化物。加入_____可延缓氧化，应遮光、密封储藏。

二、单项选择题

1. 下列各种类型药物中哪一种具有降血脂作用
   A. 强心苷类　　　　　　　　　　　　　B. 钙通道阻滞剂

C. 羟甲戊二酰辅酶 A 还原酶抑制剂　　D. 血管紧张素转化酶抑制剂

E. 磷酸二酯酶抑制剂

2. 洛伐他汀属于哪种药

A. β 受体拮抗剂　　　　　B. 钾拮抗剂　　　　　C. ACEI

D. 钙拮抗剂　　　　　E. HMG - CoA 还原酶抑制剂

3. 氯贝丁酯的性状是什么

A. 白色结晶性粉末　　　　　　　　B. 白色或类白色片状结晶

C. 无色或微黄色澄明油状液体　　　　D. 黄色结晶性粉末

E. 淡黄色棱柱状结晶

4. 能发生异羟肟酸铁反应的药物是哪种

A. 普萘洛尔　　　　　B. 肾上腺素　　　　　C. 卡托普利

D. 氯贝丁酯　　　　　E. 阿托伐他汀

5. 具有下列化学结构的药物是哪一个

$$Cl\text{—}\langle\rangle\text{—CO—}\langle\rangle\text{—O—C(CH}_3)_2\text{—COOCH(CH}_3)_2$$

A. 吉非贝齐　　　　　B. 氯贝丁酯　　　　　C. 双贝特

D. 苄氯贝特　　　　　E. 非诺贝特

6. 氯贝丁酯又称为什么

A. 安妥明　　　　　B. 舒降酯　　　　　C. 普鲁脂芬

D. 苯酰降酯丙酯　　　　　E. 辛伐他汀

7. 下列属于无机酸酯的是哪一个

A. 非诺贝特　　　　　B. 硝苯地平　　　　　C. 氯贝丁酯

D. 硝酸毛果芸香碱　　　　　E. 硝酸异山梨酯

8. 硝酸甘油与下列哪项叙述不符

A. 遇热或撞击易爆炸

B. 为速效、短效的抗心绞痛药物

C. 为淡黄色结晶性粉末

D. 碱性条件下迅即水解

E. 水解后游离出硝酸根负离子,其对苯胺有氧化作用,生成蓝色醌式化合物

9. 不属于硝酸异山梨酯的理化性质的是哪一种

A. 右旋光性　　　　　B. 在酸碱溶液中硝酸酯易水解

C. 无机酸酯　　　　　D. 受到猛烈撞击或高热时可发生爆炸

E. 在光作用下可被氧化变色应遮光保存

10. 用于治疗脑血管疾病的钙拮抗剂是哪一个

A. 尼群地平　　　　　B. 氨氯地平　　　　　C. 盐酸地尔硫䓬

D. 硝苯地平　　　　　E. 桂利嗪

11. 关于硝苯地平的性质,错误的是哪一项

A. 见光不稳定　　　　　　　　　　B. 几乎不溶于水

C．淡黄色结晶性粉末　　　　　　　D．与 NaOH 溶液作用后溶液显橙红色

E．受到猛烈撞击或高热时可发生爆炸

12. 维拉帕米属于钙拮抗剂的哪一类

A．芳烷基胺类　　　　　　B．二苯基哌嗪类　　　　　C．二氢吡啶类

D．苯并硫氮杂䓬类　　　E．以上都不对

13. 具有以下化学结构的药物是什么

$$H_3COOC \quad \overset{Cl}{} \quad COOCH_2CH_3$$

$$H_3C \quad \underset{H}{N} \quad CH_2OCH_2CH_2NH_2$$

A．维拉帕米　　　　　　B．氨氯地平　　　　　　C．硝苯地平

D．尼群地平　　　　　　E．尼莫地平

14. 能与 2,4-二硝基苯肼反应生成腙的药物是哪一个

A．呋塞米　　　　　　B．硝苯地平　　　　　　C．胺碘酮

D．普萘洛尔　　　　E．美西律

15. 在光的作用下可发生歧化反应的药物是哪一个

A．硫酸胍乙啶　　　　B．卡托普利　　　　　C．硝苯地平

D．利舍平（利血平）　　E．非诺贝特

16. 关于盐酸胺碘酮，错误的是哪一个

A．又名乙胺碘呋酮

B．可于 2,4-二硝基苯肼作用生成黄色苯腙衍生物

C．为抗心律失常药

D．应遮光,密封保存

E．与硫酸共热可分解产生氯气

17. 硝苯地平又称为什么

A．消心痛　　　　　　B．血安平　　　　　　C．可乐定

D．心痛定　　　　　　E．安妥明

18. 硝苯地平的理化性质与下列哪项不符

A．强热或撞击会发生爆炸　　　　　B．几乎不溶于水

C．遇光不稳定,易发生歧化作用　　　D．与氢氧化钠液显橙红色

E．为黄色结晶性粉末

19. 下列哪项与盐酸维拉帕米不符

A．为淡黄色黏稠油状物

B．用于抗心绞痛及抗心律失常

C．水溶液中加入硫酸铜试液产生黄绿色沉淀

D．水溶液中与硫氰酸铬胺试液反应生成淡红色沉淀

E．在光、热、酸、碱条件下均稳定

20. 能发生自动氧化,产生二硫化合物的药物是哪一个

A. 卡托普利   B. 普鲁卡因胺   C. 硝苯地平

D. 洛伐他汀   E. 氯贝丁酯

21. 下列药物具大蒜特臭的是哪一个

     A. 非诺贝特   B. 氯沙坦   C. 卡托普利

     D. 吉非贝齐   E. 依那普利

22. 属于血管紧张素Ⅱ受体拮抗剂的是哪一个

     A. 氯贝丁酯   B. 卡托普利   C. 氯沙坦

     D. 地高辛   E. 洛伐他汀

23. 作用于交感神经末梢,抗高血压的是哪一个

     A. 卡托普利   B. 利舍平(利血平)   C. 普萘洛尔

     D. 酚妥拉明   E. 甲基多巴

24. 关于卡托普利,错误的是哪一个

     A. 有类似蒜的特臭   B. 又名巯甲丙脯酸

     C. 具氧化性   D. 具左旋性

     E. 能与亚硝酸作用生成亚硝酰硫醇酯,显红色

25. 关于利舍平(利血平),错误的是哪一个

     A. 为吲哚生物碱   B. 易被氧化变色

     C. 为抗高血压药   D. 在酸性下比在碱性下更易水解

     E. 在光、热的影响下 C_3 位上能发生差向异构化

26. 结构含有吲哚环的药物是哪一个

     A. 硫酸胍乙啶   B. 硝苯地平   C. 卡托普利

     D. 盐酸可乐定   E. 利舍平(利血平)

27. 下列哪项性质与盐酸普萘洛尔不符

     A. 对光、热稳定   B. 在稀酸中易分解

     C. 在碱性条件下较稳定   D. 为白色或类白色的结晶性粉末

     E. 与硅钨酸试液反应生成淡红色沉淀

28. 可发生重氮化-偶合反应的药物是哪一个

     A. 硝苯地平   B. 去甲肾上腺素   C. 卡托普利

     D. 普鲁卡因胺   E. 盐酸普萘洛尔

29. 奎尼丁属于哪一类药

     A. 烷胺类抗心绞痛药   B. Ic 类钠离子通道阻滞剂,抗心律失常药

     C. 非苷类强心药   D. I_A 类钠离子通道阻滞剂,抗心律失常药

     E. 作用于中枢神经系统的抗高血压药

30. 米力农属于哪一类药

     A. 钙敏化剂类   B. 钙拮抗剂类   C. 离子通道阻断剂类

     D. 强心苷类   E. 磷酸二酯酶抑制剂类

31. 地高辛属于哪一类药

     A. 抗心律失常药   B. 强心药   C. 抗高血压药

     D. 降血脂药   E. 抗心绞痛药

32. 呋塞米属于下列哪类利尿药

 A．磺酰胺类   B．苯氧乙酸类   C．渗透性类

 D．碳酸酐酶抑制剂类 E．醛固酮拮抗剂类

33. 下列各药物中哪个药物为碳酸酐酶抑制剂

 A．螺内酯   B．甘露醇   C．马来酸依那普利

 D．乙酰唑胺   E．依他尼酸

34. 具有甾体母核的利尿药是哪一个

 A．呋塞米   B．依他尼酸   C．乙酰唑胺

 D．氢氯噻嗪   E．螺内酯

35. 下列药物中哪个属于磺酰胺类利尿药

 A．螺内酯   B．氢氯噻嗪   C．乙酰唑胺

 D．呋塞米   E．依他尼酸

三、配伍选择题

1～5 题选项

A. 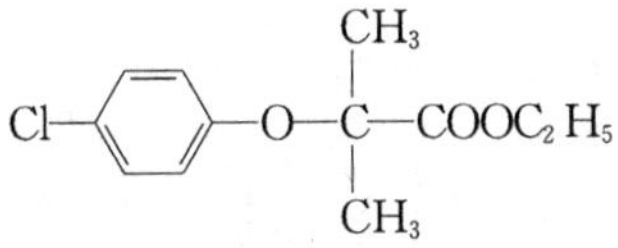　　　　　　　　　　　　　　　B.

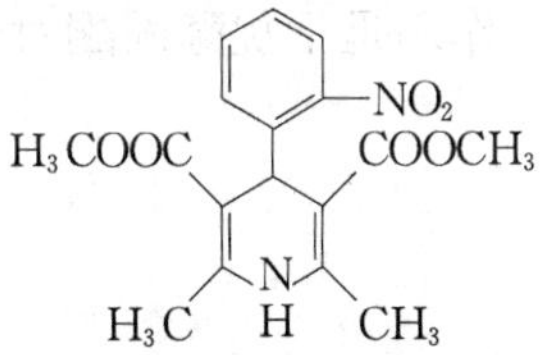

C. 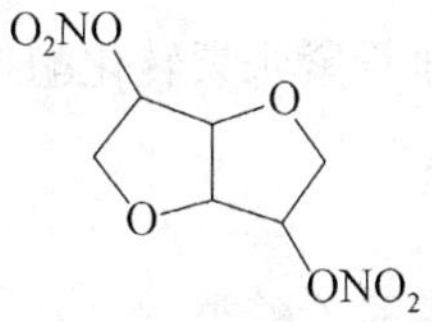　　　　　　　　　　　　　　　D.

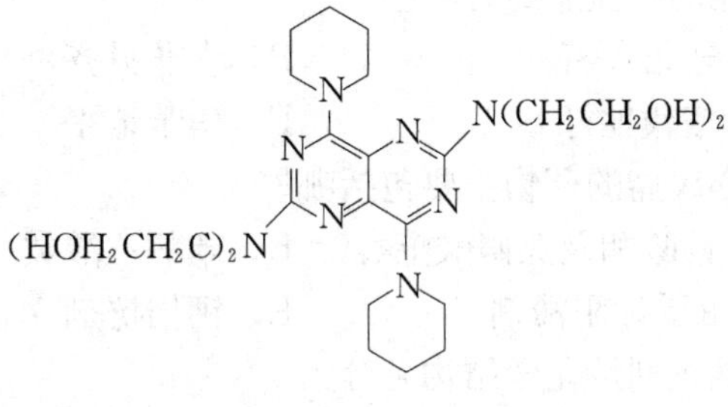

E.

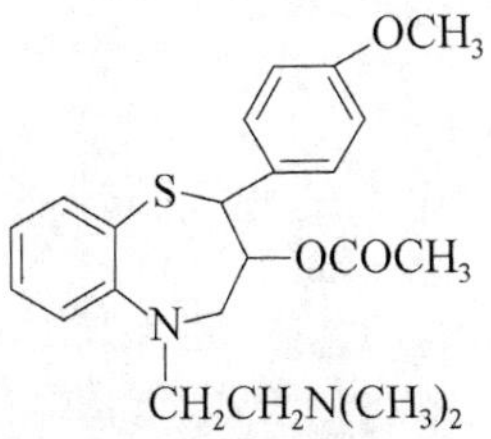

1. 硝苯地平的结构为

2. 氯贝丁酯的结构为

3. 双嘧达莫的结构为

4. 硝酸异山梨酯的结构为

5. 地尔硫䓬的结构为

6～10 题选项

    A. 苯氧乙酸类　　　　　　B. β受体阻滞剂

    C. 钙通道阻滞剂　　　　　D. 血管紧张素转化酶抑制剂

    E. 羟甲戊二酰辅酶 A 还原酶抑制剂

6. 盐酸普萘洛尔属于

7. 卡托普利属于

8. 氯贝丁酯属于

9. 洛伐他汀属于

10. 盐酸维拉帕米属于

11～15 题选项

    A. 可乐定　　　　　　　　B. 螺内酯　　　　　　　　C. 氢氯噻嗪

    D. 乙酰唑胺　　　　　　　E. 呋塞米

11. 利尿作用迅速、强大但短暂,是高效利尿药的是

12. 属于中效利尿药且能用水解产物发生重氮化偶合反应鉴别的是

13. 属于碳酸酐酶抑制剂利尿药的是

14. 属于低效利尿药,主要作用是干扰醛固酮对远曲肾小管的排钾保钠作用的是

15. 不属于利尿药的是

四、多项选择题

1. 常用的降血脂药有哪些

    A. 非诺贝特　　　　　　　B. 吉非贝齐　　　　　　　C. 氯贝丁酯

    D. 洛伐他汀　　　　　　　E. 硝苯地平

2. 抗心绞痛的药物主要包括哪些

    A. 硝酸酯及亚硝酸酯类　　B. 苯氧乙酸类　　　　　　C. 血管紧张素转化酶抑制剂

    D. β受体阻滞剂　　　　　E. 钙拮抗剂

3. 钙拮抗剂按化学结构可分为

    A. 苯并硫氮䓬类　　　　　B. 二苯哌嗪类　　　　　　C. 苯氧乙酸类

    D. 二氢吡啶类　　　　　　E. 芳烷基胺类

4. 下列哪些性质与硝酸异山梨酯相符

    A. 在强热或撞击下会发生爆炸

    B. 为强心药

    C. 化学结构中有 2 个含氧五元环,2 个硝酸酯基为反式

    D. 在酸、碱溶液中易发生水解

    E. 水解后缓缓加入硫酸亚铁试液,接界面显棕色

5. 下列药物受撞击或高热会有爆炸危险的是哪些

    A. 硝酸甘油　　　　　　　B. 盐酸普萘洛尔　　　　　C. 硝苯地平

    D. 胺碘酮　　　　　　　　E. 硝酸异山梨酯

6. 下列哪些药物可用于治疗心绞痛

    A. 氨力农　　　　　　　　B. 盐酸普萘洛尔　　　　　C. 卡托普利

D. 非诺贝特　　　　　　　E. 尼群地平

7. 下列哪些描述与硝苯地平相符
   A. 遇光不稳定
   B. 易溶于丙酮、氯仿,几乎不溶于水
   C. 化学名为 1,4 -二氢- 2,6 -二甲基- 4 -(2 -硝基苯基)- 3,5 -吡啶二甲酸二甲酯
   D. 化学名为 2,6 -二甲基- 4 -(2 -硝基苯基)- 3,5 -吡啶二甲酸二甲酯
   E. 抑制心肌细胞对钙离子的摄取

8. 利舍平(利血平)具有下列哪些性质
   A. 在光照条件下,可发生差向异构化　　B. 可发生重氮偶合反应
   C. 在碱性条件下不稳定,易水解　　　　D. 与茚三酮试液反应产生紫色
   E. 为白色或淡黄褐色的结晶或结晶性粉末

9. 利舍平(利血平)可被氧化生成的产物是
   A. 利舍平酸　　　　　　B. 3 -异利舍平　　　　　C. 黄色聚合物
   D. 3,4 -二去氢利舍平　　E. 3,4,5,6 -四去氢利舍平

10. 关于依他尼酸,正确的是哪些
    A. 为苯氧乙酸类利尿药
    B. 与氢氧化钠煮沸后,其产物与变色酸、硫酸反应显蓝紫色
    C. 为中枢降压药
    D. 可使高锰酸钾溶液褪色
    E. 与水任意混溶

11. 下列性质与卡托普利相符的是哪些
    A. 为白色或类白色的结晶性粉末　　　　B. 被氧化成二硫化物
    C. 右旋性　　　　　　　　　　　　　　D. 有类似大蒜的特臭
    E. 能引起干咳、皮疹、味觉障碍等不良反应

12. 符合氯沙坦性质的有哪些
    A. 结构中含有四氮唑基　　　　　　　　B. 临床主要用于抗心律失常
    C. 无干咳不良反应　　　　　　　　　　D. 为 ACE 抑制剂
    E. 为 AT Ⅱ 受体拮抗剂

13. 下列药物含酯结构的有哪几个
    A. 硝苯地平　　　　　　B. 氯贝丁酯　　　　　　C. 硝酸甘油
    D. 非诺贝特　　　　　　E. 卡托普利

14. 下列药物显黄色的是哪几个
    A. 硝苯地平　　　　　　B. 非诺贝特　　　　　　C. 双嘧达莫
    D. 硝酸异山梨酯　　　　E. 尼群地平

15. 下列药物中属于前药的包括哪几个
    A. 洛伐他汀　　　　　　B. 辛伐他汀　　　　　　C. 依那普利
    D. 氯贝丁酯　　　　　　E. 卡托普利

16. 需遮光、密封保存的药物有哪些
    A. 阿替洛尔　　　　　　B. 卡托普利　　　　　　C. 硝苯地平

D. 利舍平(利血平)　　　　E. 硝酸异山梨酯

17. 关于地高辛,错误的是
   A. 结构中含 3 个 D-洋地黄毒糖　　　B. C_{17} 位接有 1 个六元的内酯环
   C. 属于半合成的天然苷类药物　　　D. 能抑制 $Na^+ - K^+ - ATP$ 酶的活性
   E. 能抑制磷酸二酯酶活性

18. 依他尼酸具有下列哪些性质
   A. 为中枢性降压药
   B. 为苯氧乙酸类利尿药
   C. 加高锰酸钾试液时可褪色
   D. 与无水 Na_2CO_3 炽灼后,其水溶液中可析出 Cl^-,与 $AgNO_3$ 反应生成白色沉淀
   E. 与 NaOH 煮沸后,其分解产物与变色酸、硫酸反应呈深紫色

19. 呋塞米具有下列哪些性质
   A. 为酸性药物
   B. 为噻嗪类利尿药
   C. 其钠盐水溶液可水解,温度升高分解加速
   D. 为磺酰胺类利尿药,利尿作用迅速而强
   E. 为苯氧乙酰类利尿药

20. 下列药物中属于利尿药的有哪些
   A. 氢氯噻嗪　　　　B. 螺内酯　　　　C. 依他尼酸
   D. 乙酰唑胺　　　　E. 呋塞米

五、简答题

1. 硝酸甘油和硝酸异山梨酯等硝酸酯类抗心绞痛药物在使用及储藏时应注意哪些问题?

2. 作用于钙离子通道的药物在临床上的主要作用是什么? 有哪几种结构类型? 每类各举一个药物。

3. 抗高血压药物可分为哪几大类? 各举一例药物。

4. 以普萘洛尔为例,分析芳氧丙醇类 β 受体阻滞剂的结构特点及构效关系。

5. 以卡托普利为例,简要说明 ACEI 类抗高血压药的作用机制及为克服卡托普利的缺点,对其进行结构改造的方法。

6. 用化学方法区别下列各组药物:
   (1) 卡托普利与马来酸依那普利;
   (2) 盐酸美西律与盐酸普罗帕酮;
   (3) 硝苯地平与维拉帕米;
   (4) 呋塞米与螺内酯;
   (5) 氢氯噻嗪与依他尼酸。

第十四章

抗 生 素

药·物·化·学·学·习·指·导

学习目标

1. 描述青霉素钠、氨苄西林、阿莫西林、头孢哌酮钠、头孢噻肟钠、红霉素、阿米卡星、硫酸庆大霉素、氯霉素等代表药物的化学结构和化学名。

2. 识别哌拉西林、头孢羟氨苄、头孢克洛、克拉维酸钾、舒巴坦、亚胺培南、乙酰螺旋霉素、阿奇霉素、盐酸多西环素、盐酸米诺环素、盐酸克林霉素、磷霉素钠等药物的化学结构和结构特点。

3. 认识药物的所属类别和临床应用;知道各类药物的构效关系。

4. 应用药物的理化性质,解决该药物的调配、制剂、分析、检测、储存、保管等问题。

学习内容

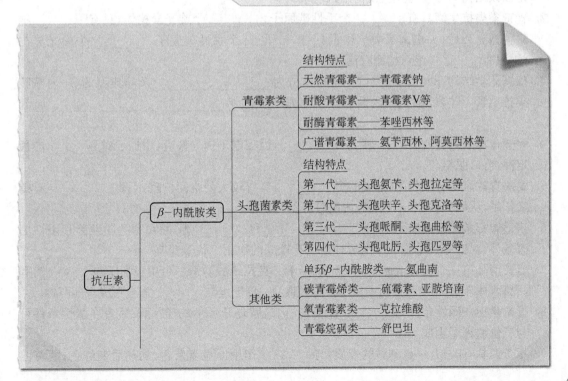

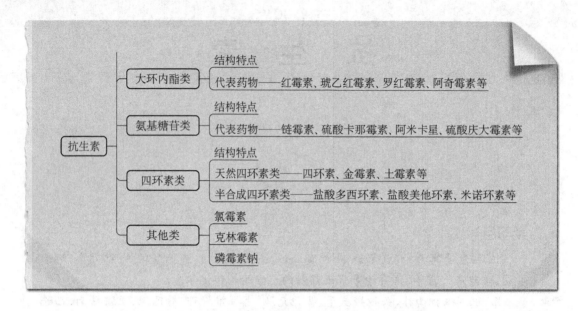

注：上述各类药物的学习内容包括此类药物的发展、分类、结构改造和构效关系及化学结构、结构特点、理化性质和临床应用等知识点。

目标检测

一、填空题

1. 大多数青霉素类的药物都有的一个共同结构是_____，所以半合成青霉素的合成就是以该结构为母核，接上各种酰胺侧链。

2. 青霉素类抗生素具有_____个手性碳原子，_____个旋光异构体，只有_____绝对构型有活性；头孢菌素类抗生素具有_____个手性碳原子，_____个旋光异构体，只有_____绝对构型有活性。

3. 根据化学结构，β-内酰胺类抗生素可被分为_____、_____及非典型的β-内酰胺类抗生素。非典型的β-内酰胺类抗生素主要包括_____、_____、_____和_____。

4. 耐酸青霉素侧链酰胺的α-碳上多_____，因吸电子诱导效应，增加了对_____的稳定性，可口服给药。

5. 耐酶青霉素侧链酰胺的α-碳上多_____，具有较大的空间位阻，阻碍_____与青霉素作用，从而保护了分子中β-内酰胺环的稳定性。

6. 广谱青霉素侧链酰胺引入_____、_____和_____等，除对革兰阴性菌和阳性菌有效外，对铜绿假单胞菌和变形杆菌也有较好的作用。代表药有_____和_____。

7. 氨曲南是第一个全合成的_____抗生素。克拉维酸是第一个用于临床的_____，和阿莫西林合用，用于治疗耐细菌所引起的感染。舒巴坦与_____缩合形成舒他西林。

8. 青霉素钠在碱性条件与_____作用，β-内酰胺环开环生成羟肟酸，后者在酸性条件可与三价铁离子生成_____。

9. 氨苄西林有类似α-氨基酸的性质，与_____作用即显蓝紫色，加热后变红色；阿莫西林分子中含有_____，又具有_____，故显酸、碱两性。

10. 大环内酯类抗生素因分子中含有1个内酯结构的_____而得名，通过内酯环上的_____和去氧氨基糖或6-去氧糖缩合成碱性苷。

11. 琥乙红霉素为红霉素的_____，对酸稳定，且_____味，尤其适宜儿童服用。

12. 氨基糖苷类抗生素是由_____与_____形成的苷。

13. 四环素类抗生素系由放线菌产生的一类广谱抗生素及半合成抗生素，具有_____的基本结构。

14. 四环素在酸性条件下易发生差向异构化。土霉素因为_____，4位的差向异构化比较难发生；而金霉素因为_____，差向异构化比四环素更容易。

15. 氯霉素含有_____个手性碳原子，有_____个旋光异构体，其中只有_____有抗菌活性。

二、单项选择题

1. 关于β-内酰胺类抗生素的结构特点，错误的是哪一个
   A. 稠合环不共平面
   B. β-内酰胺环不是正方形，是一个平面结构
   C. 四元β-内酰胺环均通过N原子和邻近的碳原子与1个五元或六元环稠合
   D. 青霉素类分子中有8个旋光异构体，头孢菌素类有4个旋光异构体
   E. 青霉素类抗生素具有活性的绝对构型为2S,5R,6R

2. 青霉素在碱性条件下分解为什么
   A. 青霉酸　　　　　　　B. 青霉烯酸　　　　　　C. 6-氨基青霉烷酸
   D. 青霉二酸　　　　　　E. 青霉醛和青霉胺

3. 下列哪项与青霉素G性质不符
   A. 易产生耐药性　　　　B. 可以口服给药　　　　C. 易发生过敏反应
   D. 为生物合成的抗生素　E. 对革兰阳性菌效果好

4. 具有以下化学结构的药物是

   A. 青霉素钠　　　　　　B. 阿莫西林钠　　　　　C. 头孢唑林钠
   D. 苯唑西林钠　　　　　E. 头孢噻吩钠

5. 青霉素性质不稳定，遇酸或遇碱容易失效。当pH=4.0时，分解产物是
   A. 青霉二酸　　　　　　B. 青霉酸　　　　　　　C. 青霉烯酸
   D. 6-氨基青霉烷酸　　　E. 青霉醛和青霉胺

6. 下列哪项为青霉素基本母核的缩写
   A. SN　　　　　　　　　B. 7-ACA　　　　　　　C. 7-ADCA
   D. 6-APA　　　　　　　E. 6-MP

7. 青霉素 G 化学结构中有 3 个手性碳原子,它们的绝对构型是

A. 2R,5R,6R B. 2S,5R,6S C. 2S,5S,6R

D. 2S,5R,6R E. 2S,5S,6S

8. 下列属于耐酶青霉素的是

A. 阿莫西林钠 B. 青霉素钠 C. 头孢氨苄

D. 头孢哌酮 E. 苯唑西林钠

9. 下列属于广谱青霉素的是

A. 青霉酸 B. 阿莫西林钠 C. 头孢氨苄

D. 苯唑西林钠 E. 青霉素钠

10. 在青霉素 6 位酰胺基上引入苯氧甲基的作用是

A. 仅增加其耐酶性 B. 扩大其抗菌谱

C. 仅增加其耐酸性 D. 既增加其耐酸性又增加其耐酶性

E. 增加对青霉素结合蛋白亲和力

11. 下列药物中哪个是 β-内酰胺酶抑制剂

A. 阿莫西林 B. 头孢羟氨苄 C. 多西环素

D. 阿米卡星 E. 克拉维酸

12. 下列药物中哪个属于单环 β-内酰胺类抗生素

A. 林可霉素 B. 磷霉素 C. 克拉维酸

D. 舒巴坦 E. 氨曲南

13. 属于氧青霉素类药物的是

A. 亚胺培南 B. 克拉维酸 C. 氨曲南

D. 舒巴坦 E. 诺卡霉素 A

14. 具有以下化学结构的药物是

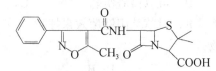

A. 头孢哌酮钠 B. 苯唑西林 C. 头孢氨苄

D. 阿莫西林 E. 青霉素钠

15. 具有 α-氨基酸性质,即与茚三酮试液作用显紫色,加热后显红色的药物是哪个

A. 苯唑西林钠 B. 青霉素钠 C. 头孢噻肟钠

D. 氨苄西林钠 E. 舒巴坦

16. 关于头孢菌素的结构特点,错误的是哪项

A. 结构比青霉素稳定

B. 其 β-内酰胺环分子内张力较小

C. 是由 β-内酰胺环与氢化噻唑环并合而成的

D. 氢化噻嗪环中的双键与 β-内酰胺环中氮原子的未共用电子形成共轭

E. 基本结构是 7-氨基头孢烷酸

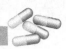

17. 属于第三代头孢菌素的药物是哪个
  A．头孢哌酮   B．头孢匹罗   C．头孢氨苄
  D．头孢呋辛   E．头孢拉定

18. 半合成头孢菌素一般不进行结构改造的位置是哪个
  A．3-位取代基   B．7-酰氨基部分   C．7α-氢原子
  D．环中的硫原子   E．4-位取代基

19. 具有以下化学结构的药物是哪一个

  A．青霉素钠   B．头孢哌酮   C．头孢噻肟
  D．苯唑西林钠   E．阿莫西林

20. 关于头孢噻肟钠,不正确的是哪项
  A．易溶于水
  B．紫外光不转化
  C．甲氧肟基为顺式结构
  D．本品无臭或微有特殊臭
  E．在光照下,顺式会变为反式

21. 结构中含有甲氧肟基的药物是哪个
  A．头孢哌酮   B．头孢唑啉   C．头孢曲松
  D．头孢氨苄   E．头孢噻肟

22. 阿米卡星属于哪类药
  A．利尿药   B．麻醉药   C．拟胆碱药
  D．抗菌药   E．抗高血压药

23. 下列哪一项与链霉素的特点不相符
  A．药用品通常采用硫酸盐
  B．在酸性或碱性条件下容易水解失效
  C．分子结构为链霉胍和链霉双糖胺结合而成
  D．分子中有1个醛基,易被氧化成有效的链霉素酸
  E．加氢氧化钠试液,水解生成链霉胍,与8-羟基喹啉和次溴酸钠反应显橙红色

24. 水解后具有麦芽酚反应的药物是哪一个
  A．卡那霉素   B．庆大霉素   C．阿米卡星
  D．链霉素   E．红霉素

25. 在光照条件下,顺势异构体向反式异构体转化的是哪一个
  A．四环素   B．克拉维酸   C．阿莫西林
  D．麦迪霉素   E．头孢噻肟钠

26. 四环素类在酸性条件下反应生成什么

    A. 水解产物   B. 具内酯的异构体   C. 多西环素

    D. 橙黄色脱水物   E. C_4-差向异构体

27. 关于四环素的性质,错误的是哪项

    A. 具有酸碱两性

    B. 为黄色结晶行粉末

    C. 酸性溶液中可发生消除反应成蓝色脱水物

    D. 在碱性中,生成具有内脂结构的异构体

    E. 在 pH 为 2～6 的溶液中,易发生差向异构化

28. 四环素遇酸或碱不稳定,主要是由下列哪一个功能基引起的

    A. 6 位甲基   B. 6 位羟基   C. 11 位酮基

    D. 12 位羟基   E. 2 位上甲酰氨基

29. 阿奇霉素是具有几元环的大环内酯类抗生素

    A. 13   B. 14   C. 15

    D. 16   E. 17

30. 属于红霉素 C_9-肟的衍生物的是哪一个

    A. 依托霉素   B. 阿奇霉素   C. 克拉霉素

    D. 琥乙红霉素   E. 罗红霉素

31. 红霉素 6 位羟基甲基化得到的衍生物是哪一个

    A. 依托霉素   B. 罗红霉素   C. 氟红霉素

    D. 克拉霉素   E. 吉他霉素(白霉素)

32. 具有以下化学结构的药物与下列哪种药物作用相似

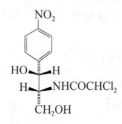

    A. 氯霉素   B. 阿米卡星   C. 克拉维酸

    D. 美他环素   E. 红霉素

33. 关于氯霉素,错误的是哪项

    A. 具有旋光性

    B. 分子中硝基可还原为芳伯氨基

    C. 在醇制氢氧化钾溶液中加热,可与硝酸银反应生成白色沉淀

    D. 较稳定,耐热,在中性或强酸、碱性水溶液中均较稳定

    E. 临床上主要用于治疗伤寒、副伤寒、斑疹伤寒

34. 药用品氯霉素化学结构的构型是哪种

    A. (1R,2R)-(+)-苏阿糖型   B. (1R,2S)-(+)-赤藓糖型

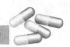

   C．(1S,2S)-(+)-苏阿糖型　　　　　　D．(1R,2R)-(−)-苏阿糖型

   E．(1S,2R)-(−)-赤藓糖型

35. 多西环素不具有下列哪个性质

   A．抗菌谱范围很窄

   B．为半合成的四环素类

   C．为酸、碱两性药物,其药用制剂为盐酸盐

   D．为 6 位上除去羟基的土霉素,故又称脱氧土霉素或强力霉素

   E．性质较稳定,对光仍不稳定

三、配伍选择题

1～5 题选项

   A．阿莫西林　　　　　　B．多西环素　　　　　　C．红霉素

   D．阿米卡星　　　　　　E．甲砜霉素

 1. 属于氨基糖苷类抗生素

 2. 属于四环素类抗生素

 3. 属于大环内酯类抗生素

 4. 属于氯霉素类抗生素

 5. 属于青霉素类抗生素

6～10 题选项

   A．青霉素　　　　　　B．链霉素　　　　　　C．琥乙红霉素

   D．氯霉素　　　　　　E．四环素

 6. 临床常用硫酸盐注射给药的是

 7. 常用其盐酸盐,供口服或注射给药的是

 8. 生成琥珀酸酯成无味衍生物的是

 9. 为红霉素的琥珀酸乙酯衍生物的是

10. 临床常用钠盐或钾盐注射给药的是

11～15 题选项

   A．阿莫西林　　　　　　B．阿米卡星　　　　　　C．四环素

   D．青霉素钠　　　　　　E．氯霉素

11. 具有过敏反应,不能耐酸,仅供注射给药的是

12. 可能发生牙齿变色、骨髓生长抑制的是

13. 对听觉神经及肾脏产生较大毒性的是

14. 具有广谱作用的半合成青霉素的是

15. 长期或多次使用可损害骨髓造血功能,引起再生障碍性贫血的是

四、多项选择题

 1. 关于β-内酰胺类抗生素结构特点的叙述,正确的是哪几项

   A．均具有 1 个四元β-内酰胺环

   B．青霉素四元环并氢化噻唑环

C．头孢菌素为四元环并氢化噻嗪环

D．与 N 相邻的 2 位碳原子均连有 1 个羧基

E．大部分药物 β-内酰胺环 N 原子 3 位都有 1 个酰胺侧链

2. 在青霉素酰胺基 α 位上引入极性亲水性基团—NH_2、—$COOH$、—SO_3H 等基团，其作用为下列哪几项

　　A．扩大其抗菌谱　　　　　　　　　B．增加对青霉素结合蛋白的亲和力

　　C．增加其耐酸性　　　　　　　　　D．有利于口服吸收

　　E．对革兰阴性菌作用增强

3. 半合成 β-内酰胺类抗生素的重要原料是哪些

　　A．5－ASA　　　　　　　B．6－APA　　　　　　　C．7－ACA

　　D．二氯亚砜　　　　　　E．氯化环氧乙烷

4. 下列哪些性质与青霉素钠有关

　　A．有引湿性，易吸潮

　　B．遇酸可引起分子重排，遇碱可水解

　　C．与含硝酸的硫酸溶液混合，可被氧化而显红色

　　D．遇茚三酮即显蓝紫色，加热后显红色

　　E．在碱性条件下与羟胺反应，生成羟肟酸，酸性后与 $FeCl_3$ 生成酒红色配合物

5. 下列叙述的内容与阿莫西林性质相符的是哪些

　　A．呈酸碱两性　　　　　　　　　　B．是由半合成而得的广谱抗生素

　　C．使用后不易产生耐药性　　　　　D．6 位侧链为对羟基苯甘氨酸

　　E．易溶于水，可供注射使用

6. 下列哪些属于氨苄西林的性质

　　A．具有羟肟酸铁反应　　　　　　　B．具有麦芽酚反应

　　C．易发生分子间聚合反应　　　　　D．与茚三酮试液作用显紫色

　　E．与碱性酒石酸铜盐试液作用显紫色

7. 下列药物中哪些是 β-内酰胺类抗生素

　　A．阿莫西林　　　　　　B．替莫西林　　　　　　C．头孢克洛

　　D．舒巴坦　　　　　　　E．阿米卡星

8. 下列药物中哪些是 β-内酰胺酶抑制剂

　　A．克拉维酸　　　　　　B．舒巴坦　　　　　　　C．哌拉西林

　　D．头孢噻吩钠　　　　　E．头孢噻肟钠

9. 下列药物中哪些属于四环素类抗生素

　　A．克林霉素　　　　　　B．磷霉素　　　　　　　C．美他环素

　　D．多西环素　　　　　　E．阿米卡星

10. 下列四环素类药物化学性质的叙述正确的是哪些

　　A．在酸性条件下，C_6-OH 易脱水形成脱水化合物

　　B．在碱性条件下，可开环生成内酯

　　C．C_{12}-烯醇基，可与金属离子螯合

　　D．C_{10}-酚羟基，可与金属离子螯合

E. C_4 位上的二甲氨基在 pH 2～6 条件下,可发生差向异构化反应

11. 下列属于氨基糖苷类抗生素的是哪些

　　A. 阿莫西林　　　　　　　B. 阿米卡星　　　　　　　C. 多西环素

　　D. 卡那霉素　　　　　　　E. 巴龙霉素

12. 下列哪些药物是大环内酯类抗生素

　　A. 阿米卡星　　　　　　　B. 红霉素　　　　　　　　C. 克拉霉素

　　D. 罗红霉素　　　　　　　E. 麦迪霉素

13. 红霉素的理化性质及临床应用特点有哪些

　　A. 为大环内酯类抗生素

　　B. 为碱性化合物

　　C. 对酸不稳定,故临床上用其肠溶片制剂供口服

　　D. 为广谱抗生素

　　E. 与乳糖酸成盐供注射用

14. 氯霉素与下列叙述哪些相符

　　A. 极易溶于水

　　B. 可抑制骨髓造血系统,引起再生障碍性贫血

　　C. 主要用于治疗伤寒、斑疹伤寒、副伤寒等

　　D. 对热稳定,在强酸、碱性条件下可引起水解

　　E. 化学结构中含有 2 个手性碳原子,临床上用(1R,2R)-(−)型异构体

15. 具有酸性或碱性的抗生素有哪些

　　A. 四环素　　　　　　　　B. 链霉素　　　　　　　　C. 红霉素

　　D. 氯霉素　　　　　　　　E. 青霉素

五、简答题

1. β-内酰胺类抗生素主要分为几类,结构特点是什么?

2. 青霉素为什么不能制成水溶液注射剂? 其钠盐或钾盐必须做成粉针剂型?

3. 试说明耐酸、耐酶、广谱青霉素的结构特点,并举例说明。

4. 天然青霉素有哪些缺点,如何进行结构改造?

5. β-内酰胺类抗生素不论单环还是双环均有显著的抗菌活性,简述其构效关系。

6. 试述半合成红霉素的改造方法。

7. 四环素类抗生素的化学特性如何? 为什么不能和牛奶等富含金属离子的食物一起使用?

8. 四环素牙是怎么形成的?

9. 简述大环内酯类抗生素的稳定性。

10. 棕榈氯霉素的设计思路是什么?

第十五章
合成抗菌药及抗病毒药

药·物·化·学·学·习·指·导

学习目标

1. 描述诺氟沙星、盐酸环丙沙星、(左)氧氟沙星、磺胺嘧啶、磺胺甲噁唑、甲氧苄啶、对氨基水杨酸钠、异烟肼、酮康唑、氟康唑、呋喃妥因、甲硝唑、盐酸金刚烷胺、利巴韦林、齐多夫定及阿昔洛韦等代表药物的化学结构和化学性质。

2. 识别依诺沙星、洛美沙星、盐酸乙胺丁醇、吡嗪酰胺、益康唑、克霉唑、咪康唑、伊曲康唑、萘替芬、特比萘芬、盐酸小檗碱、替硝唑、拉米夫定、伐昔洛韦、膦甲酸钠、奈韦拉平等常用药物的化学结构和结构特点。

3. 描述喹诺酮类药物、磺胺类药物及唑类抗真菌药的构效关系。

4. 应用药物的理化性质,解决该药物的调配、制剂、分析检测、储存保管等问题。

学习内容

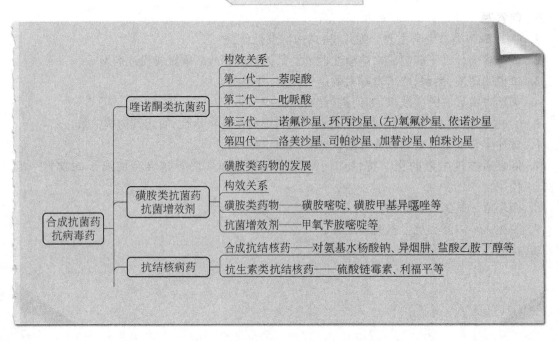

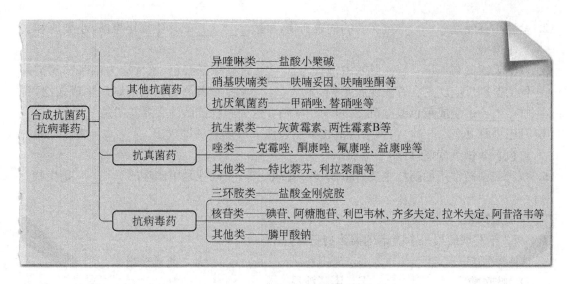

注：上述各类药物的学习内容包括此类药物的发展、分类、结构改造和构效关系及化学结构、结构特点、理化性质和临床应用等知识点。

目标检测

一、填空题

1. 喹诺酮类抗菌药发挥疗效的必需基团以_____为结构，7位引入_____可扩大抗菌谱，6位引入_____可增加抗菌活性，曾称_____类抗菌药。

2. 磺胺类药物的基本结构为_____。

3. 磺胺类药物的钠盐溶液易吸收空气中的_____而析出沉淀，在配制时应注意，_____与酸性注射液配伍。

4. 甲氧苄啶与_____配伍被称为复方新诺明。

5. 可进入血脑屏障的磺胺类药物为_____，是防治流脑的首选药物。

6. 对氨基水杨酸钠又名_____，结构中含_____，弱酸条件下可与三氯化铁试液反应显紫红色。

7. 异烟肼化学名为_____，又名_____。结构中_____具有强还原性，露置日光下或遇热颜色变深，可显黄或红棕色，必须_____保存。

8. 乙胺丁醇分子含_____手性碳原子，有_____旋光异构体，分别是_____、_____和_____。药用品为右旋体，抗结核活性最强。

9. 硫酸链霉素在碱性条件下，水解产物经脱水重排产生麦芽酚。麦芽酚在微酸性溶液中与_____形成紫红色配合物，此反应称_____反应，可用于鉴别。

10. 硫酸链霉素分子中含有_____，兼有还原性和氧化性，既易被氧化而失效，也可被_____还原失效，在临床配伍使用时须注意。

11. 硫酸链霉素在碱性条件下水解生成的链霉胍与8-羟基喹啉乙醇液和_____反应，显橙红色，此反应称_____反应，可用于鉴别。

12. 盐酸小檗碱是_____抗菌药的代表药物,可被_____氧化生成小檗酸、小檗醛和去氢小檗碱。

13. 呋喃妥因又名_____。其水溶液加_____后显深橙红色,该反应为硝基呋喃类共同的鉴别反应。其含有酰亚胺结构,显_____性,加水及氨试液溶解后生成铵盐,再加_____生成黄色银盐沉淀,可用于鉴别。这类药物抗菌的必要基团是_____。

14. 利巴韦林又名_____,其水溶液在碱性条件下加热煮沸即放出_____,能使湿润的红色石蕊试纸变蓝,可用于鉴别。

15. 抗厌氧菌药常用的药物主要有甲硝唑和替硝唑等,替硝唑是甲硝唑的_____衍生物。

二、单项选择题

1. 1962 年发现的第一个喹诺酮类药物是哪一个
A. 萘啶酸　　　　　　　B. 环丙沙星　　　　　　C. 氧氟沙星
D. 吡哌酸　　　　　　　E. 诺氟沙星

2. 在喹诺酮类抗菌药的构效关系中,哪个是必要基团
A. 5 位有氟　　　　　　　　　　　B. 2 位有羰基,3 位有羧基
C. 8 位有哌嗪　　　　　　　　　　D. 3 位有羧基,4 位有羰基
E. 1 位有乙基取代,2 位有羧基

3. 具有以下化学结构的药物是

A. 萘啶酸　　　　　　　B. 吡哌酸　　　　　　　C. 环丙沙星
D. 诺氟沙星　　　　　　E. 氧氟沙星

4. 属于第二代喹诺酮类抗菌药的是哪一个
A. 萘啶酸　　　　　　　B. 吡哌酸　　　　　　　C. 诺氟沙星
D. 环丙沙星　　　　　　E. 氧氟沙星

5. 下列哪个药物具有光学异构体,且临床既使用其外消旋体,也用左旋体
A. 诺氟沙星　　　　　　B. 环丙沙星　　　　　　C. 依诺沙星
D. 氧氟沙星　　　　　　E. 盐酸乙胺丁醇

6. 加入氨制硝酸银试液,在管壁有银镜生成的是哪一个
A. 异烟肼　　　　　　　B. 利福平　　　　　　　C. 对氨基水杨酸钠
D. 硫酸链霉素　　　　　E. 盐酸乙胺丁醇

7. 异烟肼保存不当,毒性增大的原因是哪一个
A. 遇光氧化生成异烟酸,使毒性增大
B. 水解生成异烟酸和游离肼,异烟酸使毒性增大
C. 遇光氧化生成异烟酸铵和氮气,异烟酸铵使毒性增大
D. 水解生成异烟酸铵和氮气,异烟酸铵使毒性增大

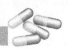

E．水解生成异烟酸和游离肼,游离肼使毒性增大

8. 下列哪项内容与异烟肼性质不符

　　A．遇光渐变质,应遮光、严封保存

　　B．与氨制硝酸银试液作用可生成银镜

　　C．易溶于水,微溶于乙醇,极微溶解于乙醚

　　D．与硫酸铜试液作用可生成蓝色沉淀

　　E．与香草醛试液作用可生成黄色沉淀

9. 关于对氨基水杨酸钠,错误的是哪一个

　　A．可发生银镜反应

　　B．与三氯化铁反应生成紫红色的配合物

　　C．有重氮化偶合反应

　　D．水溶液显钠盐反应

　　E．水溶液露置日光中遇热时颜色变深

10. 异烟肼遇光易氧化变色是由于其分子中存在下列哪种结构

　　A．酚羟基　　　　　　　B．芳伯氨基　　　　　　　C．酰肼基

　　D．巯基　　　　　　　　E．吩噻嗪环

11. 属于半合成的抗生素类抗结核病药的是哪一个

　　A．盐酸乙胺丁醇　　　　B．异烟肼　　　　　　　　C．对氨基水杨酸钠

　　D．利福平　　　　　　　E．硫酸链霉素

12. 加盐酸溶解后,遇亚硝酸钠试液即由橙色变为暗红色的是哪一个

　　A．异烟肼　　　　　　　B．利福平　　　　　　　　C．盐酸乙胺丁醇

　　D．硫酸链霉素　　　　　E．对氨基水杨酸钠

13. 利福平遇光易氧化变质是因为分子中存在下列哪种结构

　　A．酚羟基　　　　　　　B．芳伯氨基　　　　　　　C．1,4-萘二酚

　　D．吩噻嗪环　　　　　　E．邻苯二酚

14. 利福平的化学结构属于下列哪一种

　　A．大环羧酸类　　　　　B．氨基糖苷类　　　　　　C．环状多肽类

　　D．大环内酰胺类　　　　E．大环内酯类

15. 具有以下化学结构的药物是哪个

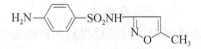

　　A．磺胺多辛　　　　　　B．甲氧苄啶　　　　　　　C．磺胺异噁唑

　　D．磺胺嘧啶　　　　　　E．磺胺甲噁唑

16. 呈铜盐反应,生成黄绿色沉淀,放置后变成紫色的是哪个

　　A．磺胺多辛　　　　　　B．甲氧苄啶　　　　　　　C．磺胺异噁唑

　　D．磺胺嘧啶　　　　　　E．磺胺甲噁唑

17. 磺胺类药物的作用机制为哪种
    A. 阻止细菌细胞壁的形成
    B. 抑制二氢叶酸合成酶
    C. 抑制二氢叶酸还原酶
    D. 干扰 DNA 的复制与转录
    E. 抑制前列腺素的生物合成

18. 磺胺类药物的基本结构是哪个
    A. 对氨苯甲酰胺
    B. 对甲基苯磺酰胺
    C. 苯磺酰胺
    D. 对羟基苯磺酰胺
    E. 对氨基苯磺酰胺

19. 具有以下化学结构的药物是哪个

    A. 甲氧苄啶
    B. 磺胺多辛
    C. 磺胺异噁唑
    D. 磺胺甲噁唑
    E. 磺胺嘧啶

20. 复方新诺明是由下列哪组药物组成的
    A. 磺胺嘧啶和磺胺甲噁唑
    B. 甲氧苄啶和磺胺甲噁唑
    C. 磺胺嘧啶和甲氧苄啶
    D. 磺胺甲噁唑和丙磺舒
    E. 甲氧苄啶和克拉维酸

21. 哪个药物为抗菌增效剂
    A. 磺胺甲噁唑
    B. 呋喃妥因
    C. 盐酸小檗碱
    D. 甲氧苄啶
    E. 诺氟沙星

22. 甲氧苄啶的作用机制为哪种
    A. 抑制二氢叶酸合成酶
    B. 抑制 β-内酰胺酶
    C. 参与 DNA 的合成
    D. 抗代谢作用
    E. 抑制二氢叶酸还原酶

23. 来自植物有效成分的抗菌药是哪个
    A. 盐酸小檗碱
    B. 硫酸链霉素
    C. 盐酸环丙沙星
    D. 盐酸乙胺丁醇
    E. 利福平

24. 具有多烯结构的抗生素类抗真菌药是哪个
    A. 硫酸链霉素
    B. 利福平
    C. 对氨基水杨酸钠
    D. 灰黄霉素
    E. 两性霉素 B

25. 在萘替芬结构中,用叔丁乙炔基取代苯基后得到的药物是哪个
    A. 利拉萘酯
    B. 阿莫罗芬
    C. 特比萘芬
    D. 布替萘芬
    E. 托萘酯

26. 分子中具有三氮唑基的抗病毒药是哪个
    A. 碘苷
    B. 利巴韦林
    C. 齐多夫定
    D. 拉米夫定
    E. 氟康唑

27. 首选用于疱疹病毒感染的开环核苷类广谱抗病毒药物为哪个
    A. 拉米夫定
    B. 伐昔洛韦
    C. 阿昔洛韦

D．更昔洛韦　　　　　　　E．喷昔洛韦

28．母核为 1,4 - 二氢 - 4 - 氧代喹啉 - 3 - 羧酸的药物是哪个

　　A．依诺沙星　　　　　　B．萘啶酸　　　　　　C．利巴韦林

　　D．吡哌酸　　　　　　　E．环丙沙星

29．结构通式为 的药物是哪个

　　A．氟康唑　　　　　　　B．利巴韦林（病毒唑）　C．齐多夫定

　　D．替硝唑　　　　　　　E．磺胺甲噁唑

30．与氨制硝酸银试液作用,同时还生成金属银,产生银镜现象的药物是哪一种

　　A．呋喃妥因　　　　　　B．异烟肼　　　　　　C．对氨基水杨酸钠

　　D．磺胺嘧啶　　　　　　E．利巴韦林

三、配伍选择题

1～5 题选项

　　A．磺胺嘧啶　　　　　　B．异烟肼　　　　　　C．甲氧苄啶

　　D．磺胺甲噁唑　　　　　E．对氨基水杨酸钠

1. 药名缩写为 SMZ 的是

2. 药名缩写为 TMP 的是

3. 药名缩写为 SD 的是

4. 又名雷米封的是

5. 药名缩写为 PAS - Na 的是

6～10 题选项

　　A．异烟肼　　　　　　　B．甲氧苄啶　　　　　C．对氨基水杨酸钠

　　D．甲硝唑　　　　　　　E．磺胺甲基异噁唑

6. 4 - 吡啶甲酰肼

7. 2,4 - 二氨基 - 5 - [(3,4,5 - 三甲氧苯基)甲基]嘧啶

8. 4 - 氨基 - 2 - 羟基苯甲酸钠

9. N - (5 - 甲基 - 3 - 异噁唑基) - 4 - 氨基苯磺酰胺

10. 2 - 甲基 - 5 硝基咪唑 - 1 - 乙醇

11～15 题选项

　　A．硝酸益康唑　　　　　B．磺胺甲噁唑　　　　C．利福平

　　D．异烟肼　　　　　　　E．磺胺嘧啶

11. 呈铜盐反应,生成草绿色沉淀的是

12. 经氧瓶燃烧法破坏后,吸收液显氯化物鉴别反应的是

13. 加入氨制硝酸银试液作用,在管壁有银镜生成的是

14. 加盐酸溶解后,遇亚硝酸钠溶液,即由橙色变为暗红色的是

15. 呈铜盐反应,生成黄绿色沉淀,放置后变成紫色的是

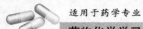
16～20题选项

A. B. C.

D. E.

16. 齐多夫定的化学结构式为

17. 金刚烷胺的化学结构式为

18. 对氨基水杨酸钠的化学结构式为

19. 异烟肼的化学结构式为

20. 拉米夫定的化学结构式为

四、多项选择题

1. 喹诺酮类抗菌药的结构类型有哪些

    A. 萘啶羧酸类　　　　　B. 喹啉羧酸类　　　　　C. 吲哚乙酸类

    D. 吡啶并嘧啶羧酸类　　E. 吡唑酮类

2. 下列药物属于第三代含氟喹诺酮类抗菌药的是哪些

    A. 环丙沙星　　　　　　B. 吡哌酸　　　　　　　C. 诺氟沙星

    D. 萘啶酸　　　　　　　E. 氧氟沙星

3. 关于喹诺酮抗菌药的构效关系,正确的是哪些

    A. 3位羧基和4位酮羰基是该类药物抗菌的必需结构

    B. N_1位取代基R_1以环丙基取代的活性最佳,优于乙基衍生物

    C. 5位取代基R_2为氨基或甲基时,抗革兰阴性菌活性增强,但也可能使毒性增加

    D. 8位引入氟原子抗菌活性增加,也可能会增加光毒性

    E. 在N_1位和C_8位间形成环状化合物时,产生光学异构体,以(S)异构体活性最强

4. 具有酸碱两性结构的药物是哪些

    A. 对氨水杨酸　　　　　B. 磺胺甲噁唑　　　　　C. 利福平

    D. 氧氟沙星　　　　　　E. 甲氧苄啶

5. 异烟肼具有哪些理化性质

    A. 遇光不变质,不溶于水　　　　　　B. 与氨制硝酸银试液反应,有银镜生成

    C. 与香草醛缩合生成淡黄色沉淀　　　D. 与铜离子络合,可形成有色螯合物

    E. 在酸性溶液中与溴酸钾反应有氮气生成

6. 分子中含有容易水解结构的药物有哪些

    A. 利福平　　　　　　　B. 利福喷汀　　　　　　C. 异烟肼

D．氧氟沙星　　　　　　E．盐酸小檗碱

7. 下列药物中属于抗结核病药的是哪些

A．利福平　　　　　　　B．异烟肼　　　　　　C．对氨基水杨酸钠

D．盐酸乙胺丁醇　　　　E．甲氧苄啶

8. 关于硫酸链霉素，正确的是哪些

A．本品有耳毒性

B．本品含苷键，遇酸遇碱易水解失效

C．本品分子链霉糖部分含醛基，兼有还原性和氧化性

D．本品与青霉素和维生素 C 等联合应用有协同作用

E．本品在碱性条件下的水解产物在微酸性溶液中与铁离子形成紫红色配合物

9. 下列药物分子中含有水解结构的药物是哪些

A．利福平　　　　　　　B．异烟肼　　　　　　C．硫酸链霉素

D．氧氟沙星　　　　　　E．甲氧苄啶

10. 下列药物中哪些是二氢叶酸还原酶抑制剂

A．盐酸小檗碱　　　　　B．甲氧苄啶　　　　　C．磺胺甲噁唑

D．甲氨蝶呤　　　　　　E．氟尿嘧啶

11. 下列磺胺类药物的反应属于磺酰氨基性质的是哪些

A．溴化反应　　　　　　B．铜盐反应　　　　　C．碱性反应

D．重氮化偶合反应　　　E．酸性反应

12. 下面叙述的内容与甲氧苄啶相符的是哪些

A．具有抗菌作用

B．具有芳香第一胺反应

C．与磺胺类药物合用，可产生协同抗菌作用

D．在稀硫酸溶液中，加碘试液，即生成棕褐色沉淀

E．具有酸碱两性性质

13. 下面叙述的内容与磺胺类药物构效关系相符的是哪些

A．苯环可以用其他环代替

B．苯环上的氨基和磺酰氨基必须处于对位

C．氨基 N_4 上一定要有取代基

D．磺酰氨基 N_1 的单取代物，大部分以杂环取代为主

E．苯环上除氨基和磺酰氨基外，还可以引入其他基团

14. 盐酸小檗碱的性质与下列哪些相符

A．黄色结晶性粉末，味极苦

B．具有抗病毒作用

C．以 3 种异构体形式存在，季铵碱式最稳定

D．主要用于治疗菌痢、肠炎

E．在碱性条件下可被高锰酸钾氧化

15. 下列哪些药物可用于抗真菌

A．酮康唑　　　　　　　B．阿昔洛韦　　　　　C．克霉唑

　　　　D. 咪康唑　　　　　　　　　　E. 利巴韦林

16. 以下哪些描述与利巴韦林相符
　　A. 又名三氮唑核苷　　　　　　　　B. 广谱的抗病毒药物
　　C. 属于核糖类抗病毒药　　　　　　D. 分子中含有鸟嘌呤结构
　　E. 对获得性免疫缺陷综合征(艾滋病)有特效

17. 以下哪些性质与阿昔洛韦相符
　　A. 又名无环鸟苷　　　　　　　　　B. 作用机制与其代谢拮抗有关
　　C. 为广谱抗病毒药　　　　　　　　D. 具有三氮唑核苷的结构
　　E. 化学名为 9-(2-羟乙氧甲基)鸟嘌呤

18. 下列关于核苷类抗病毒药的叙述正确的是哪些
　　A. 泛昔洛韦是阿昔洛韦的前药
　　B. 拉米夫定是第一个口服有效的抗乙肝病毒药
　　C. 阿昔洛韦是第一个上市的开环核苷类广谱抗病毒药物
　　D. 碘苷是第一个用于临床的核苷类抗病毒药
　　E. 膦甲酸钠是结构最简单的核苷类抗病毒药物

19. 下列属于唑类抗真菌药的是哪些
　　A. 甲硝唑　　　　　　B. 益康唑　　　　　　C. 替硝唑
　　D. 酮康唑　　　　　　E. 伊曲康唑

20. 临床上用药时通常与无机矿酸成盐的是哪些
　　A. 链霉素　　　　　　B. 益康唑　　　　　　C. 利福平
　　D. 乙胺丁醇　　　　　E. 磺胺嘧啶

五、简答题

1. 喹诺酮类抗菌药由第一代发展到第三代,在结构上有哪些变化? 产生了怎样的效果?
2. 喹诺酮类抗菌药为何不宜和牛奶等含钙、铁的食物或药品同服? 患有细菌性痢疾的儿童为什么不能使用喹诺酮类药物?
3. 静脉滴注喹诺酮类抗菌药时,为什么用黑色纸或其他避光材料包裹输液瓶?
4. 简述喹诺酮类药物的作用机制和构效关系。
5. 简述磺胺类药物的构效关系和抗菌作用机制。
6. 异烟肼为什么需要制成粉针剂? 不能在金属器皿中配制?
7. 写出 6 种唑类抗真菌药名称,并分别指出它们是咪唑类还是三氮唑类抗真菌药?
8. 核苷类抗病毒药有哪些? 用 3 个药物说明作用特点。
9. 如何对更昔洛韦进行结构修饰以得到作用时间更长且生物利用度更高的同类药物?
10. 用化学方法区别下列 4 组药物:
　　(1) 对氨基水杨酸钠与异烟肼;
　　(2) 磺胺甲噁唑与酮康唑;
　　(3) 利巴韦林和齐多夫定;
　　(4) 呋喃妥因和甲硝唑。

第十六章

抗寄生虫病药

药·物·化·学·学·习·指·导

学习目标

1. 描述盐酸左旋咪唑、吡喹酮、枸橼酸乙胺嗪、磷酸氯喹、磷酸伯胺喹和乙胺嘧啶的化学结构和化学名。

2. 识别阿苯达唑、甲苯达唑、二盐酸奎宁、青蒿素和蒿甲醚的化学结构和结构特点。

3. 描述青蒿素的结构改造的意义。

4. 应用药物的理化性质解决该类药物的调配、制剂、分析、检测、储存、保管等问题。

学习内容

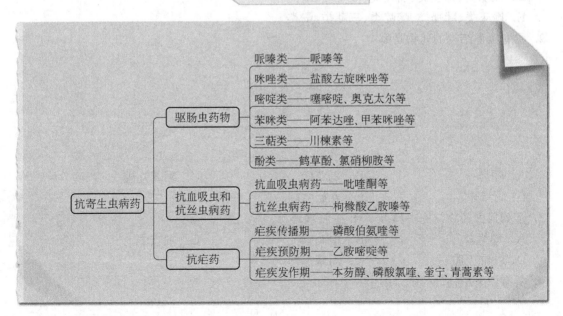

注：上述各类药物的学习内容包括此类药物的发展、分类、结构改造和构效关系及化学结构、结构特点、理化性质和临床应用等知识点。

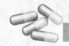

目标检测

一、填空题

1. 驱肠虫药按结构类型可分为_____、_____、_____、_____、_____和_____,各类的代表药物有_____,_____,_____,_____,_____,_____。

2. 盐酸左旋咪唑的水溶液与氢氧化钠溶液共沸,噻唑环被破坏而产生_____,可与_____中的亚硝酰基结合,迅速生成红色配位化合物。

3. 阿苯达唑灼烧后产生_____气体,气体能与_____反应,使试纸变为黑色。

4. 青蒿素是由我国科学家发现的新药,临床用于_____,其分子结构中的_____被认为是活性所必需的,被硼氢化钠还原后生成_____。

5. 乙胺嘧啶能抑制_____,使核酸合成减少,使疟原虫的繁殖受到抑制。

6. 在奎宁盐酸盐的水溶液中滴加_____至微过量,再加入过量_____,溶液呈翠绿色。此反应为6位含氧喹啉衍生物共有的反应,亦称_____反应。

二、单项选择题

1. 抗肠道寄生虫药物按结构可分为哪几类
   A. 哌嗪类、咪唑类、吡啶类、三萜类、酚类
   B. 锑类、咪唑类、嘧啶类、三萜类、酚类
   C. 哌嗪类、咪唑类、嘧啶类、三萜类、酚酸类
   D. 哌嗪类、咪唑类、嘧啶类、喹啉类、酚类
   E. 哌嗪类、咪唑类、嘧啶类、三萜类、酚类

2. 具有以下结构的药物是哪个

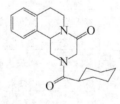

   A. 哌嗪   B. 鹤草酚   C. 阿苯达唑
   D. 吡喹酮   E. 左旋咪唑

3. 下列何种药物结构中具有 5-硝基呋喃环
   A. 青蒿素   B. 甲硝唑   C. 吡喹酮
   D. 呋喃丙胺   E. 阿苯达唑

4. 具有以下结构的药物是哪个

A. 哌嗪　　　　　　　　B. 阿苯达唑　　　　　　C. 川楝素

  D. 氯硝柳胺　　　　　　E. 左旋咪唑

5. 驱肠虫药阿苯达唑与甲苯达唑的化学结构中具有的共同母核是哪个

  A. 苯并噻唑环　　　　　B. 苯并噻嗪环　　　　　C. 苯并吡唑环

  D. 苯并咪唑环　　　　　E. 苯并嘧啶环

6. 阿苯达唑的别名为哪个

  A. 灭滴灵　　　　　　　B. 奥克太尔　　　　　　C. 肠虫清

  D. 灭奥苯达唑　　　　　E. 驱蛔灵

7. 我国科学家发现的抗绦虫药鹤草酚属于哪一类

  A. 酚类　　　　　　　　B. 三萜类　　　　　　　C. 咪唑类

  D. 嘧啶类　　　　　　　E. 哌嗪类

8. 下列哪种抗寄生虫病药兼有免疫调节剂作用

  A. 阿苯达唑　　　　　　B. 甲苯达唑　　　　　　C. 左旋咪唑

  D. 噻嘧啶　　　　　　　E. 枸橼酸哌嗪

9. 化学结构为 [结构图] 的药物名称为哪个

  A. 奎宁　　　　　　　　B. 美沙酮　　　　　　　C. 氨吡酮

  D. 酮替芬　　　　　　　E. 左旋咪唑

10. 化学名为 S-(-)-6-苯基-2,3,5,6-四氢咪唑并[2,1-b]噻唑的药物名称为哪个

  A. 甲硝唑　　　　　　　B. 左旋咪唑　　　　　　C. 阿苯达唑

  D. 噻嘧啶　　　　　　　E. 甲苯达唑

11. 水溶液加氢氧化钠试液并煮沸,放冷,加硝普钠试液,即显红色,放置后色渐变浅的驱肠虫药是哪个

  A. 枸橼酸哌嗪　　　　　B. 盐酸左旋咪唑　　　　C. 阿苯达唑

  D. 甲苯达唑　　　　　　E. 氯硝柳胺

12. 乙胺嘧啶的化学名为哪个

  A. 6-乙基-5-(4-甲氧苯基)-2,4-嘧啶二胺

  B. 6-乙基-5-(3-甲氧苯基)-2,4-嘧啶二胺

  C. 6-乙基-5-(3-氯苯基)-2,4-嘧啶二胺

  D. 6-乙基-5-(2-氯苯基)-2,4-嘧啶二胺

  E. 6-乙基-5-(4-氯苯基)-2,4-嘧啶二胺

13. 化学结构为 [结构图] 的药物名称为

  A. 哌喹　　　　　　　　B. 阿的平　　　　　　　C. 磷酸氯喹

  D. 磷酸伯氨喹　　　　　E. 扑疟喹

14. 抗疟药磷酸氯喹的化学结构属于哪一类

    A．2,4-二氨基喹啉衍生物　　　　　　B．2-氨基喹啉衍生物

    C．6-氨基喹啉衍生物　　　　　　　　D．8-氨基喹啉衍生物

    E．4-氨基喹啉衍生物

15. 化学结构如下的药物的名称为哪个

    A．鹤草酚　　　　　　　B．喜树碱　　　　　　　C．硝硫氰胺

    D．川楝素　　　　　　　E．青蒿素

16. 青蒿素加氢氧化钠试液加热后,加盐酸和盐酸羟胺及三氯化铁试液生成深紫红色的异羟肟酸铁,这是由于青蒿素化学结构中含有哪种基团

    A．羟基　　　　　　　　B．酯键　　　　　　　　C．羰基

    D．羧基　　　　　　　　E．内酯结构

17. 加碘化钾试液,再加淀粉指示剂,即显紫色的抗疟药是哪个

    A．乙胺嘧啶　　　　　　B．磷酸氯喹　　　　　　C．羟基哌喹

    D．青蒿素　　　　　　　E．磷酸伯氨喹

18. 下列何种药物结构中具有过氧键

    A．枸橼酸哌嗪　　　　　B．阿苯达唑　　　　　　C．吡喹酮

    D．青蒿素　　　　　　　E．氯喹

19. 滴加溴水或氯水至微过量,再加入过量氨水,溶液呈翠绿色的药物是哪个

    A．盐酸左旋咪唑　　　　B．甲硝唑　　　　　　　C．阿苯达唑

    D．青蒿素　　　　　　　E．二盐酸奎宁

20. 下列哪个是甲硝唑的化学名

    A．2-甲基-4-硝基咪唑-1-乙醇　　　　B．2-甲基-5-硝基咪唑-1-甲醇

    C．5-甲基-2-硝基咪唑-1-乙醇　　　　D．2-甲基-5-硝基咪唑-1-乙醇

    E．2-甲基-4-硝基咪唑-1-乙醇

三、配伍选择题

1~5 题选项

    A．阿苯达唑　　　　　　B．青蒿素　　　　　　　C．甲硝唑

    D．奎宁　　　　　　　　E．吡喹酮

 1. 分子中含有乙烯基

 2. 分子中含有咪唑环

 3. 分子中含有氨基甲酸酯

 4. 分子中含有环己基甲酰基

 5. 分子中含有过氧键

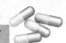

6～10 题选项

    A．蒿甲醚　　　　　B．阿苯达唑　　　　　C．枸橼酸乙胺嗪

    D．吡喹酮　　　　　E．替硝唑

6. 临床用作血吸虫病防治药

7. 临床用作抗丝虫病药

8. 临床用作抗疟原虫药

9. 临床用作抗滴虫病药

10. 作用于驱肠道寄生虫药

四、多项选择题

1. 用作驱肠虫的药物为哪些

    A．哌嗪　　　　　　B．甲苯达唑　　　　　C．噻嘧啶

    D．甲氟喹　　　　　E．吡喹酮

2. 用于治疗血吸虫病的药物有哪些

    A．吡喹酮　　　　　B．硝硫氰胺　　　　　C．二氢青蒿素

    D．左旋咪唑　　　　E．硝硫氰酯

3. 下列哪些结构不是吡喹酮的母核

    A．吡嗪并[2,1-a]异喹啉　　　　　B．吡嗪并[1,2-b]异喹啉

    C．吡嗪并[2,2-j]异喹啉　　　　　D．吡嗪并[2,1-e]异喹啉

    E．吡嗪并[1,2-a]异喹啉

4. 下列哪些描述与盐酸左旋咪唑相符

    A．化学名为 S-(+)-6-苯基-2,3,5,6-四氢咪唑并[2,1-b]噻唑盐酸盐

    B．化学名为 S-(−)-6-苯基-2,3,5,6-四氢咪唑并[2,1-b]噻唑盐酸盐

    C．为免疫调节剂,可使细胞免疫力较低者得到恢复

    D．临床用作广谱驱虫药,主要用于驱蛔虫,对蛲虫、钩虫等亦有效

    E．与氯化汞试液、碘试液、碘化汞钾或苦味酸试液反应都不生成沉淀

5. 不是左旋咪唑母核的结构是哪些

    A．咪唑并[2,1-a]噻唑　　　　　B．咪唑并[1,2-b]噻唑

    C．噻唑并[2,1-b]咪唑　　　　　D．噻唑并[1,2-b]咪唑

    E．咪唑并[2,1-b]噻唑

6. 以下哪些与磷酸氯喹相符

    A．为 8-氨基喹啉衍生物

    B．易溶于水,水溶液呈碱性

    C．易溶于水,水溶液呈酸性

    D．是治疗疟疾症状发作的有效药物

    E．结构中有 1 个手性碳原子,临床用其外消旋体

7. 下列叙述内容与乙胺嘧啶的特点相符的是哪些

    A．该药物显碱性

    B．2,4-二氨基嘧啶的衍生物

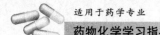
C．结构中含对氯苯基

D．4-氨基嘧啶的衍生物

E．为二氢叶酸还原酶抑制剂,抑制细胞核的分裂,使疟原虫繁殖受到抑制

8. 以下哪些与甲硝唑相符

A．化学结构中含有咪唑环　　　　　　B．化学结构中含有噻唑环

C．化学结构中含有乙醇基　　　　　　D．为2-硝基咪唑衍生物

E．为5-硝基咪唑衍生物

9. 属于半合成的抗疟药为哪些

A．青蒿素　　　　　　B．蒿甲醚　　　　　　C．蒿乙醚

D．二氢青蒿素　　　　E．青蒿琥酯

10. 关于甲硝唑的化学结构特点,正确的是哪些

A．结构中含有母核咪唑环　　　　　　B．5位取代硝基

C．1位取代乙醇基　　　　　　　　　　D．2位取代甲基

E．2位取代硝基

五、简答题

1. 简述抗寄生虫病药的分类及常用药物。

2. 青蒿素的结构有何特点? 以它为原料,设计了哪些有活性的衍生物?

第十七章

抗肿瘤药物

药·物·化·学·学·习·指·导

学习目标

1. 描述环磷酰胺、卡莫司汀、白消安、顺铂、氟尿嘧啶、盐酸阿糖胞苷等典型药物的化学结构和化学名。

2. 识别异环磷酰胺、美法仑、依托泊苷、长春新碱、紫杉醇、盐酸多柔比星、米托蒽醌、来曲唑、枸橼酸他莫昔芬、甲磺酸伊马替尼、卡铂等常用药物的化学结构和结构特点。

3. 从结构角度阐述烷化剂、抗代谢药物的抗肿瘤机制。

4. 应用药物的理化性质解决该药物的调配、制剂、分析检测、储存保管等问题。

学习内容

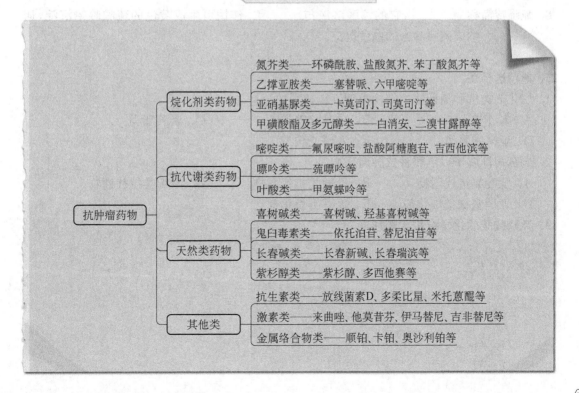

	氮芥类——环磷酰胺、盐酸氮芥、苯丁酸氮芥等	
烷化剂类药物	乙撑亚胺类——塞替哌、六甲蜜胺等	
	亚硝基脲类——卡莫司汀、司莫司汀等	
	甲磺酸酯及多元醇类——白消安、二溴甘露醇等	
	嘧啶类——氟尿嘧啶、盐酸阿糖胞苷、吉西他滨等	
抗代谢类药物	嘌呤类——巯嘌呤等	
抗肿瘤药物	叶酸类——甲氨蝶呤等	
	喜树碱类——喜树碱、羟基喜树碱等	
天然类药物	鬼臼毒素类——依托泊苷、替尼泊苷等	
	长春碱类——长春新碱、长春瑞滨等	
	紫杉醇类——紫杉醇、多西他赛等	
	抗生素类——放线菌素D、多柔比星、米托蒽醌等	
其他类	激素类——来曲唑、他莫昔芬、伊马替尼、吉非替尼等	
	金属络合物类——顺铂、卡铂、奥沙利铂等	

注：上述各类药物的学习内容包括此类药物的发展、分类、结构改造和构效关系及化学结构、结构特点、理化性质和临床应用等知识点。

目标检测

一、填空题

1. 生物烷化剂在体内能形成_____或其他_____化合物，进而与细胞的_____中含有丰富电子的基团（如氨基、巯基、羟基、羧基、磷酸基等）发生共价结合，使其丧失活性或使 DNA 发生断裂。

2. 烷化剂按结构可分为_____、_____、_____、_____、_____，各类代表药物有_____、_____、_____、_____和_____。

3. 根据载体的不同，氮芥类药物可分为：① _____氮芥，代表药物有_____等；② _____氮芥，代表药物有_____等；③ _____氮芥，代表药物有_____等；④ _____氮芥，代表药物有_____等；⑤ _____氮芥，代表药物有_____等。

4. 氮芥类药物在碱性中不稳定，易发生_____反应而失效，故其注射剂应调 pH 为 3.0～5.0，且忌与_____药物配伍。

5. 环磷酰胺在体外对肿瘤细胞无效，只有进入体内，经过活化生成_____、_____及_____，从而达到治疗目的。

6. 氟尿嘧啶的化学名为_____，简称_____。

7. 氟尿嘧啶的结构可互变成_____，具有 α,β-不饱和酮的结构，遇_____发生加成反应，溴的红色消失，加氢氧化钡试液产生紫色沉淀。

8. 巯嘌呤简称_____，它的乙酸溶液与_____作用可生成黄色的巯嘌呤铅沉淀，遇_____生成巯嘌呤银的白色沉淀。

二、单项选择题

1. 烷化剂类抗肿瘤药物的结构类型不包括哪种
   A. 氮芥类　　　　　　　B. 硝基咪唑类　　　　　C. 磺酸酯类
   D. 亚硝基脲类　　　　　E. 乙撑亚胺类

2. 卡莫司汀属于以下哪种抗肿瘤药物
   A. 嘌呤类抗代谢物　　　B. 叶酸类抗代谢物　　　C. 嘧啶类抗代谢物
   D. 亚硝基脲类烷化剂　　E. 氮芥类烷化剂

3. 环磷酰胺的化学结构为哪种

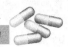

4. 按化学结构,环磷酰胺属于哪种类型

    A. 氮芥类　　　　　　　　　　B. 乙撑亚胺类　　　　　　　　C. 磺酸酯类

    D. 多元醇类　　　　　　　　　E. 亚硝基脲类

5. 关于环磷酰胺的毒性较小的原因,下列哪项正确

    A. 抗瘤谱广　　　　　　　　　　　　　　B. 烷化作用强,使用剂量小

    C. 在体内的代谢速度很快　　　　　　　　D. 在肿瘤组织中的代谢速度快

    E. 在正常组织中,经酶代谢生成无毒的代谢物

6. 环磷酰胺在体外没有活性,在体内经代谢而活化。其在肿瘤组织中所生成的具有烷化
作用的代谢产物是哪个

    A. 磷酰氮芥、丙烯醛、去甲氮芥　　　　　B. 4-酮基环磷酰胺

    C. 羧基磷酰胺　　　　　　　　　　　　　D. 醛基磷酰胺

    E. 4-羟基环磷酰胺

7. 下列哪一个药物属于烷化剂类

    A. 氟尿嘧啶　　　　　　　　　B. 塞替派　　　　　　　　　　C. 喜树碱

    D. 巯嘌呤　　　　　　　　　　E. 甲氨蝶呤

8. 白消安属哪一类抗癌药

    A. 烷化剂　　　　　　　　　　B. 抗生素　　　　　　　　　　C. 生物碱

    D. 抗代谢类　　　　　　　　　E. 金属络合物

9. 抗肿瘤药氟尿嘧啶属于哪一类

    A. 氮芥类抗肿瘤药物　　　　　　　　　　B. 烷化剂

    C. 抗代谢抗肿瘤药物　　　　　　　　　　D. 抗生素类抗肿瘤药物

    E. 金属络合类抗肿瘤药物

10. 属于前药的是哪个

    A. 环磷酰胺　　　　　　　　　B. 放线菌素 D　　　　　　　　C. 博来霉素

    D. 长春新碱　　　　　　　　　E. 巯嘌呤

11. 抗肿瘤抗生素是哪一个

    A. 博来霉素　　　　　　　　　B. 氯霉素　　　　　　　　　　C. 阿糖胞苷

    D. 青霉素　　　　　　　　　　E. 长春碱

12. 下列哪个药物是抗肿瘤抗生素

    A. 米托恩醌　　　　　　　　　B. 他莫昔芬　　　　　　　　　C. 紫杉醇

    D. 长春碱　　　　　　　　　　E. 羟基脲

三、配伍选择题

1~5 题选项

    A. 抗肿瘤金属配合物　　　　　　　　　　B. 抗肿瘤植物有效成分

    C. 抗肿瘤抗生素　　　　　　　　　　　　D. 抗代谢药物

    E. 抗雌激素类药,用于治疗乳腺癌等

1. 枸橼酸他莫昔芬属于

2. 紫杉醇属于

3. 卡铂属于

4. 多柔比星(阿霉素)属于

5. 氟尿嘧啶属于

6~10 题选项

    A. 磺酸酯基   B. 吲哚环   C. 亚硝基

    D. 喋啶环   E. 1,4-苯二酚

6. 甲氨蝶呤结构中含有

7. 硫酸长春碱结构中含有

8. 米托蒽醌结构中含有

9. 卡莫司汀结构中含有

10. 白消安结构中含有

四、多项选择题

1. 以下药物中哪些属于抗代谢抗肿瘤药

    A. 阿糖胞苷   B. 氟尿嘧啶   C. 巯嘌呤

    D. 卡莫司汀   E. 甲氨蝶呤

2. 以下哪些说法与环磷酰胺相符

    A. 化学名为 p-[N, N-双(β-氯乙基)]-1-氧-3-氮-2-磷杂环己烷-p-氧化物

    B. 抗瘤谱较广,毒性较小

    C. 水溶液不稳定,易被水解,遇热更易水解

    D. 体外无活性,进入体内经肝代谢活化

    E. 可溶于水,水溶液稳定,受热不分解

3. 环磷酰胺在肿瘤组织中产生的具有抗肿瘤作用的化合物有哪些

    A. 丙烯醛   B. 4-羟基环磷酰胺   C. 4-酮基环磷酰胺

    D. 氮芥   E. 磷酰氮芥

4. 下列哪些是烷化剂类抗肿瘤药物

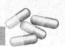

5. 下列哪些描述与氟尿嘧啶相符

 A. 为嘧啶拮抗物

 B. 化学名为 5-氟-2,4-(1H,3H)-嘧啶二酮

 C. 可溶于稀盐酸或氢氧化钠溶液中

 D. 抗瘤谱较广,是治疗实体肿瘤的首选药物

 E. 在体内转化为具有活性的三磷酸阿糖胞苷

6. 以下哪些描述与甲氨蝶呤相符

 A. 为烷化剂抗肿瘤药

 B. 为抗代谢抗肿瘤药

 C. 大剂量引起中毒,可用亚叶酸钙解救

 D. 临床主要用于急性白血病

 E. 为叶酸拮抗剂,有较强的抑制二氢叶酸还原酶作用

7. 以下哪些描述与阿糖胞苷相符

 A. 为嘌呤拮抗物

 B. 分子结构中含有氮芥基团

 C. 口服吸收差,需通过静脉连续滴注给药

 D. 主要用于治疗急性粒细胞白血病

 E. 体内经代谢转化为三磷酸阿糖胞苷,发挥抗癌作用

8. 抗肿瘤抗生素的结构类型有哪些

 A. 多肽类   B. 醌类   C. 氨基糖苷类

 D. 青霉素类   E. 乙撑亚胺类

9. 来自于植物的抗肿瘤药物有哪些

 A. 白消安   B. 鬼臼毒素   C. 喜树碱

 D. 紫杉醇   E. 多柔比星

10. 属于抗肿瘤抗生素的药物有哪些

 A. 放线菌素   B. 博来霉素   C. 平阳霉素

 D. 米托蒽醌   E. 多柔比星

五、简答题

1. 烷化剂按结构分为几类? 各举一例说明。

2. 写出氮芥类抗肿瘤药的结构通式。常用的载体分哪些类型? 各自发挥什么作用?

3. 为什么环磷酰胺的毒性比其他氮芥类抗肿瘤药物的毒性小?

4. 为什么氟尿嘧啶是一个有效的抗肿瘤药物?

5. 常用的天然抗肿瘤药物有哪些结构类型?

6. 试说明顺铂的注射剂中加入氯化钠的作用。

第十八章

激素类药物

药·物·化·学·学·习·指·导

学习目标

1. 认识甾类激素的分类，区别各类激素的结构特点，说出各类激素的构效关系，知道激素的发展过程。

2. 理解醋酸氢化可的松、醋酸地塞米松、甲睾酮、丙酸睾酮、苯丙酸诺龙、雌二醇、炔雌醇、黄体酮、醋酸甲羟孕酮、炔诺酮、左炔诺孕酮的化学结构特点。

3. 识别醋酸泼尼松龙、醋酸氟轻松、醋酸曲安奈德、非那雄胺、己烯雌酚、雷洛昔芬、醋酸甲地孕酮、米非司酮的结构特点。

4. 认识口服降血糖药的分类及作用机制，识别甲苯磺丁脲、格列本脲、盐酸二甲双胍等常见药物的化学结构和结构特点。

5. 应用药物的理化性质解决该药物的调配、制剂、分析、检测、储存、保管等问题。

学习内容

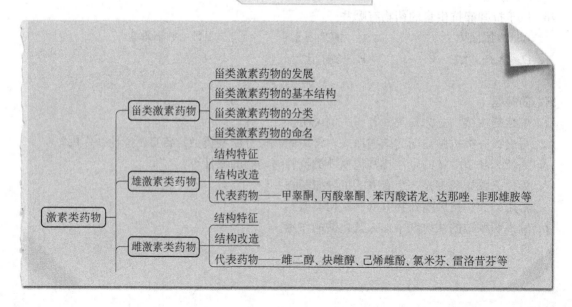

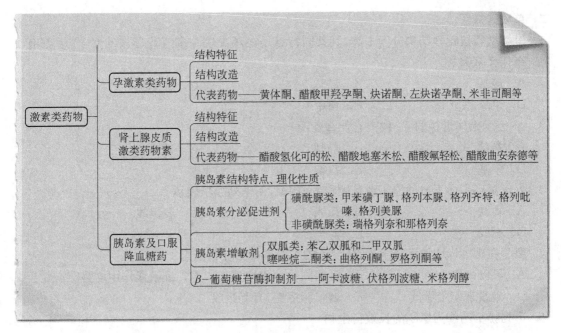

注：上述各类药物的学习内容包括此类药物的发展、分类、结构改造和构效关系及化学结构、结构特点、理化性质和临床应用等知识点。

目标检测

一、填空题

1. 甾类激素药物都具有_____的母核结构，基本母核共有 3 种：_____、_____、_____。

2. 雌激素类药物属_____的衍生物，在结构上，A 环为_____，C_3 位有_____，C_{17} 位上有羟基或酮基，羟基常与酸形成酯。

3. 雌二醇的化学名为_____。加三氯化铁试液呈草绿色，再加水稀释，则变为红色。

4. 炔雌醇的乙醇溶液加_____生成白色_____。

5. 醋酸氢化可的松加乙醇可制成氢氧化钾试液，再加硫酸溶液，缓缓煮沸，即产生_____的香气；加乙醇溶解后，加新制的硫酸苯肼试液，生成_____位的腙。

6. 黄体酮分子中的 C_3 和 C_{20} 位上的_____都能与盐酸羟胺反应，生成黄体酮二肟，但与分子量较大的异烟肼反应时，只有位阻较小的_____形成浅黄色异烟腙。

7. 1965 年，我国首次人工合成了具有生物活性的_____胰岛素结晶。

8. 第一代磺酰脲类口服降糖药，如_____，疗效较好；第二代，如_____等，降糖作用更好、副作用更少、用量更少。20 世纪 80 年代出现了第三代，如_____，特别适用于其他磺脲类对其无效的糖尿病患者。

9. 甲苯磺丁脲具有_____结构，显_____性，可溶于氢氧化钠溶液。

10. 格列本脲又名_____，其_____结构在潮湿环境中，可以发生水解反应。

二、单项选择题

1. 甾类激素按化学结构分为 3 类,其共同特点是在环戊烷并多氢菲母核的 C_{13} 位上都有 1 个什么基因

    A. 羰基   B. 羟基   C. 醇酮基

    D. 甲酮基   E. 角甲基

2. Δ^4 表示甾体母核的 C_4 位上有什么基团

    A. 叁键   B. 羟基   C. 氢原子

    D. 甲基   E. 双键

3. 处于甾环平面下方的原子或基团称 α-构型,用下列哪项表示

    A. 实线   B. 孤线   C. 波级线

    D. 虚线   E. 箭头

4. 睾酮在 17a 位增加 1 个甲基,其设计的主要考虑是什么因素

    A. 可以口服   B. 蛋白同化作用增强   C. 雄激素作用增强

    D. 雄激素作用降低   E. 增强脂溶性,有利吸收

5. 下列哪个药物为睾酮的长效衍生物

    A. 苯丙酸诺龙   B. 替勃龙   C. 丙酸睾酮

    D. 达那唑   E. 羟甲烯龙

6. 关于甲睾酮,错误的是哪一项

    A. 为雄激素类   B. 1‰乙醇液具有右旋性

    C. 微吸湿性,对光稳定需密封保存   D. 又名甲睾酮

    E. 遇硫酸-乙醇液显黄色并带黄绿色荧光

7. 下列药物中为同化激素类药物的是哪个

    A. 甲睾酮   B. 黄体酮   C. 己烯雌酚

    D. 尼尔雌醇   E. 苯丙酸诺龙

8.   的化学名为什么

    A. 17β-甲基-17α-羟基雄甾-4-烯-3-酮

    B. 17α-甲基-17β-羟基雄甾-4-烯-3-酮

    C. 17β-甲基-17α-羟基雌甾-4-烯-3-酮

    D. 17α-甲基-17β-羟基雌甾-4-烯-3-酮

    E. 17α-甲基-17β-羟基孕甾-4-烯-3-酮

9. 下列激素类药物中不能口服的是哪个

    A. 炔诺酮   B. 雌二醇   C. 己烯雌酚

    D. 炔雌醇   E. 左炔诺孕酮

10. 黄体酮属于哪一类甾体药物

    A. 孕激素   B. 盐皮质激素   C. 雌激素

D. 雄激素　　　　　　　　E. 糖皮质激素

11. 下列药物结构中 20 位具有甲基酮结构的是哪个
　　A. 黄体酮　　　　　　　　B. 甲睾酮　　　　　　　　C. 炔诺酮
　　D. 雌二醇　　　　　　　　E. 苯丙酸诺龙

12. 下列哪项是黄体酮的化学名
　　A. 17β-羟基-雄甾-4-烯-3-酮丙酸酯
　　B. 17β-羟基-19-去甲-17α-孕甾-4-烯-20-炔-3-酮
　　C. d-(—)-17α-乙炔基-17β-羟基-18-甲基雌甾-4-烯-3-酮
　　D. 孕甾-4-烯-3,20-二酮
　　E. 11β-(4-二甲氨基苯基)-17β-羟基-17α-丙炔基-雌甾-4,9-二烯-3-酮

13. 关于黄体酮的性质,错误的是哪一项
　　A. 1‰乙醇溶液具右旋性
　　B. 可与盐酸羟胺反应生成黄体酮二肟
　　C. 可与异烟肼反应生成浅黄色的二异烟腙
　　D. 对光和碱敏感,应遮光、密封保存
　　E. 与硝普钠(亚硝基铁氰化钠)反应生成蓝紫色阴离子复合物

14. 甾类激素药物能与硝普钠反应生成蓝色复合物,是因为分子中含有什么基团
　　A. 乙炔基　　　　　　　　B. α-醇酮基　　　　　　　C. 羟基
　　D. 羰基　　　　　　　　E. 甲基酮

15. 能与 C_3 和 C_{20} 酮基的甾类激素药物生成有色的腙类衍生物的试剂是哪一个
　　A. 三氯化铁　　　　　　　B. 2,4-二硝基苯肼　　　　C. 硝酸银
　　D. 碱性酒石酸铜　　　　　E. 硝普钠

16. 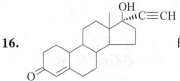 的用途是哪个
　　A. 同甲睾酮　　　　　　　B. 同苯丙酸诺龙　　　　　C. 同雌二醇
　　D. 同黄体酮　　　　　　　E. 同泼尼松龙

17. 下列药物中其反式异构体有效,顺式异构体无效的是哪个
　　A. 米非司酮　　　　　　　B. 左炔诺孕酮　　　　　　C. 替勃龙
　　D. 双炔失碳酯　　　　　　E. 己烯雌酚

18. 下列甾类药物中不具有甾体母核基本结构,为合成代用品的药物是哪个
　　A. 醋酸地塞米松　　　　　B. 己烯雌酚　　　　　　　C. 炔雌醇
　　D. 尼尔雌醇　　　　　　　E. 黄体酮

19. 下列药物中可与硝酸银试液生成白色银盐沉淀的药物是哪个
　　A. 炔诺酮　　　　　　　　B. 黄体酮　　　　　　　　C. 甲睾酮
　　D. 醋酸地塞米松　　　　　E. 己烯雌酚

20. 分子中含有酚羟基的药物是哪个

　　A．炔诺酮 　　　　　　　　B．尼尔雌醇 　　　　　　C．黄体酮

　　D．炔诺孕酮 　　　　　　　E．炔雌醇

21. 氢化可的松的几位增加双键可使抗炎作用增加,不良反应减少

　　A．1 位 　　　　　　　　　B．15 位 　　　　　　　C．7 位

　　D．11 位 　　　　　　　　　E．5 位

22. 肾上腺皮质激素类药物能与裴林试液反应显色,是因为分子结构中 C_{17} 位上的 α-醇酮基
具有什么性质

　　A．氧化性 　　　　　　　　B．水解性 　　　　　　C．还原性

　　D．潮解性 　　　　　　　　E．风化性

23. 分子中含有 F 原子的药物是哪个

　　A．甲睾酮 　　　　　　　　B．雌二醇 　　　　　　C．己烯雌酚

　　D．黄体酮 　　　　　　　　E．醋酸地塞米松

24. 关于醋酸地塞米松,错误的是哪个

　　A．又名醋酸氟美松

　　B．用氧瓶燃烧法显氟化物的反应

　　C．应遮光、密封保存

　　D．与碱性酒石酸铜试液作用生成铜盐沉淀

　　E．与醇制氢氧化钾试液和硫酸共热即产生乙酸乙酯香味

25. 下列药物中因分子中含有 α-醇酮基,可与碱性酒石酸铜试液作用生成红色沉淀的药物
是哪个

　　A．甲睾酮 　　　　　　　　B．己烯雌酚 　　　　　C．尼尔雌醇

　　D．黄体酮 　　　　　　　　E．醋酸地塞米松

三、配伍选择题

1～5 题选项

　　A．硫酸铁铵溶液 　　　　　B．硝酸银试液 　　　　C．碱性酒石酸铜试液

　　D．硝普钠(亚硝基铁氰化钠) 　E．三氯化铁溶液

　1. 可与己烯雌酚反应的试剂是

　2. 可与甲睾酮作用显色的试剂是

　3. 可与黄体酮作用显色的试剂为

　4. 可与炔诺酮作用的试剂为

　5. 可与醋酸地塞米松作用显色的试剂为

6～10 题选项

　　A．乙醇溶液遇硝酸银试液产生白色沉淀

　　B．加硫酸溶解后,即显黄至棕黄色,并带绿色荧光

　　C．与亚硝基铁氰化钠反应生成深蓝紫色阴离子复合物

　　D．与硫酸作用显绿色,有黄绿色荧光

　　E．加硫酸显橙红色,在反射光照射下出现黄绿色荧光,加水稀释后呈现玫瑰红色絮状
沉淀

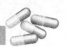

6. 雌二醇的性质

7. 炔诺酮的性质

8. 醋酸可的松的性质

9. 炔雌醇的性质

10. 黄体酮的性质

11~15 题选项

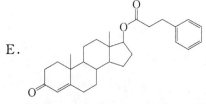

11. 17a-甲基-17β-雄甾-4-烯-3-酮的结构是

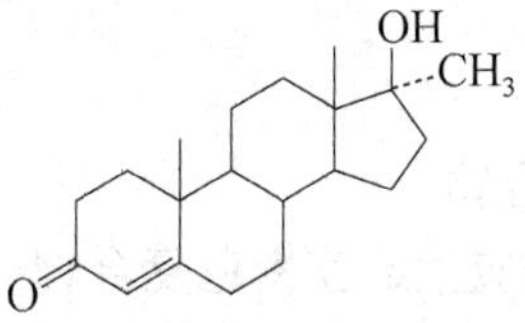

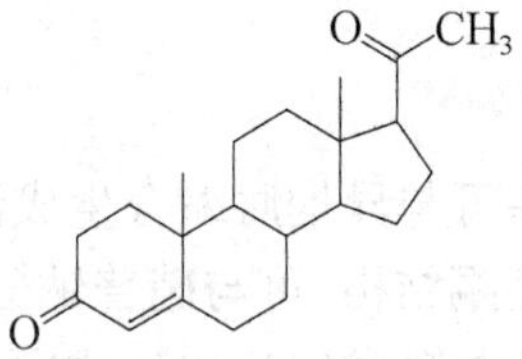

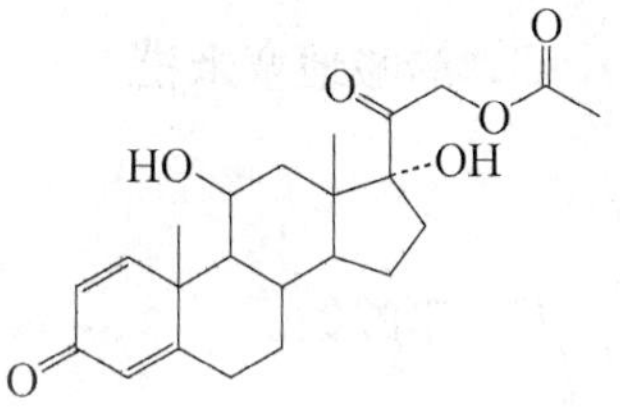

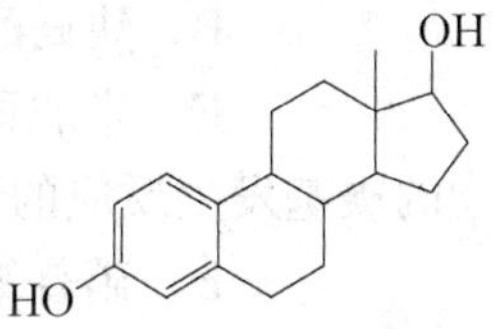

12. 11β,17a,21-三羟基孕甾-1,4-二烯-3,20-二酮-21-醋酸酯的结构是

13. 17β-羟基雌甾-4-烯-3-酮-17-苯丙酸酯的结构是

14. 雌甾-1,3,5(10)-三烯-3,17β-二醇的结构是

15. 孕甾-4-烯-3,20-二酮的结构是

四、多项选择题

1. 甾类药物按其结构特点可分为哪些类型

A. 雌甾烷类 B. 孕甾烷类 C. 雄甾烷类

D. 性激素 E. 肾上腺皮质激素

2. 具有孕甾烷母核的药物是哪些

A. 甲睾酮 B. 雌二醇 C. 醋酸地塞米松

D. 黄体酮 E. 己烯雌酚

3. 关于甾体化合物命名的规定,正确的是哪些

A."Δ"表示双键

B. α-构型表示原子或基团处于甾环平面的上方

C."降"表示环缩小1个碳原子

D."高"表示环扩大1个碳原子

E．"β-构型"表示原子或基团处于甾环平面的下方

4. 下列药物中哪些属于雄甾烷类

A．黄体酮　　　　　　　B．醋酸甲地孕酮　　　　　C．甲睾酮

D．醋酸泼尼松　　　　　E．苯丙酸诺龙

5. 下列哪些描述与黄体酮相符

A．属雌激素

B．可以口服

C．属孕激素

D．C_3 位的羰基可与异烟肼缩合生成浅黄色的异烟腙化合物

E．C_{20} 位有甲基酮结构,可与硝普钠(亚硝基铁氰化钠)反应生成蓝紫色复合物

6. 下列哪些药物能与硝酸银反应生成白色沉淀

A．苯丙酸诺龙　　　　　B．炔诺酮　　　　　　　　C．醋酸地塞米松

D．炔雌醇　　　　　　　E．米非司酮

7. 可与甾类激素药物的羰基发生反应的试剂为哪些

A．异烟肼　　　　　　　B．硝普钠　　　　　　　　C．硝酸银

D．盐酸羟胺　　　　　　E．酒石酸铜

8. 关于己烯雌酚,错误的是哪些

A．遇光易氧化变质

B．不溶于稀氢氧化钠溶液中

C．遇三氯化铁溶液生成绿色配合物

D．与吡啶和醋酐一起加热生成二乙酰己烯雌酚

E．具雌甾烷母核,其药理作用与雌二醇相似

9. 关于醋酸地塞米松的结构,正确的是哪些

A．9 位上有 α-氟　　　　B．11 位上有羰基　　　　　C．16 位上有 α-甲基

D．17 位上有 α-羟基　　　E．17 位上有 α-醇酮基并与醋酸成酯

10. 下列叙述中哪些与醋酸氢化可的松不符

A．为天然短效糖皮质激素

B．属孕甾烷类化合物

C．11 位含 β-羟基

D．加乙醇溶解后,加新制的硫酸苯肼试液,显黄色

E．加硫酸溶液后,显黄色或微带橙色,并带有绿色荧光

五、简答题

1. 甾体药物按结构特征可分为哪几类?肾上腺皮质激素按结构特点应属于哪一类?

2. 比较糖皮质激素、雄激素、雌激素和孕激素的结构特征。

3. 为何将地塞米松制成醋酸地塞米松?

4. 为什么说丙酸睾酮是睾酮的长效衍生物?

5. 为什么说反式己烯雌酚具有雌激素样作用?

6. 口服降血糖药可分为哪几类?它们的降血糖作用机制各是什么?

第十九章

维生素类药物

药·物·化·学·学·习·指·导

学习目标

1. 描述维生素 A、维生素 E、维生素 K_3、维生素 C 的化学结构和化学名。

2. 识别维生素 D_2、维生素 K_1、维生素 B_1、维生素 B_2、维生素 B_6 等的化学结构和结构特点。

3. 知道维生素类药物的分类、结构类型、构效关系、立体异构和临床用途。

4. 应用药物的理化性质,解决维生素类药物的调配、制剂、分析检测、储存保管等问题。

学习内容

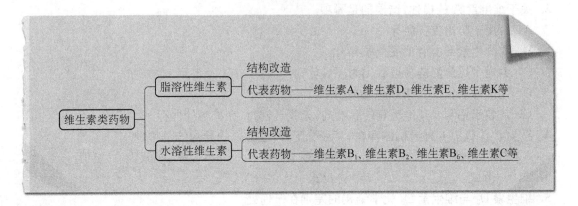

注:上述各类药物的学习内容包括此类药物的发展、分类、结构改造和构效关系及化学结构、结构特点、理化性质和临床应用等知识点。

目标检测

一、填空题

1. 植物中的胡萝卜素和玉米黄素在体内能转化为_____,它们称为_____。

2. 维生素 A 分子中均具有_____结构,因具有 4 个双键侧链,理论上应有_____顺反

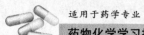

异构体,其中_____最稳定,活性最强。

3. 维生素 D 是_____维生素的总称,均属于_____衍生物。动物组织、人体皮肤内储存的 7-脱氢胆固醇在日光或紫外线的照射下,经裂解可转化为_____。

4. 维生素 E 是一类与_____有关的维生素,分子中具有_____结构,且苯环上具有 1 个_____,故又称为生育酚。

5. 维生素 K 是一类具有_____的维生素的总称,以_____的生物活性最强。

6. 维生素 B$_1$ 又名_____。其水溶液与空气中的氧接触,易被氧化,生成_____而失效。

7. 维生素 B$_2$ 又名_____,为两性化合物,分子中的_____显酸性,_____位显碱性,可溶于酸或碱中。

8. 维生素 C 又名_____,分子中有_____手性碳原子,共_____光学异构体,其中_____效力最强。

二、单项选择题

1. 维生素 A 理论上有几种立体异构体

    A. 4 种   B. 8 种   C. 16 种

    D. 32 种   E. 64 种

2. 可与维生素 A 作用显色的试剂为哪种

    A. 铁氰化钾溶液   B. 醋酐-硫酸溶液

    C. 氢氧化钾乙醇溶液   D. 氢氧化钠溶液

    E. 三氯化锑氯仿溶液

3. 关于维生素 A 的描述,错误的是哪项

    A. 可用于防治夜盲症等

    B. 与维生素 E 共存时更易被氧化

    C. 共轭多烯醇侧链易被氧化为环氧化物

    D. 用国际单位(IU)表示生物效价

    E. 应装于铝制或其他适宜的容器内,充氮气密封,在凉暗处保存

4. 维生素 A 仅有 6 种异构体存在,其最稳定、活性最强的异构体是哪种

    A. 7,3-顺式   B. 3-顺式   C. 7-顺式

    D. 5-顺式   E. 全反式

5. 维生素 D$_2$ 与维生素 D$_3$ 化学结构的差别在于何处

    A. 在维生素 D$_2$,其 24 位有 1 个甲基,22 位无双键

    B. 在维生素 D$_2$,其 24 位有 1 个羟基,22 位有双键

    C. 在维生素 D$_3$,其 24 位有 1 个甲基,22 位有双键

    D. 在维生素 D$_3$,其 24 位有 1 个甲基,22 位无双键

    E. 在维生素 D$_2$,其 24 位有 1 个甲基,22 位有双键

6. 属于甾醇衍生物的维生素是哪个

    A. 维生素 A   B. 维生素 K$_1$ C. 维生素 E

    D. 维生素 D$_2$ E. 维生素 K$_3$

7. 维生素 E 又称什么

A. α-生育酚　　　　　　B. 胆骨化醇　　　　　　C. 骨化醇

D. 亚硫酸氢钠甲萘醌　　E. β-胡萝卜素

8. 关于维生素 E 类维生素的描述,错误的是什么

A. 都是苯并二氢吡喃类衍生物

B. 为一类与生育有关的维生素

C. 药典收载的为 α-生育酚醋酸酯

D. 苯环上有 1 个酚羟基,又称生育酚

E. 天然生育酚均为消旋体,人工合成品则为右旋体

9. 维生素 E 易被氧化是因为其分子中含有哪种基团

A. 巯基　　　　　　　　B. 酚羟基　　　　　　　C. 双键

D. 芳香第一胺　　　　　E. 共轭多烯醇侧链

10. 常作为油溶性制剂的抗氧剂的维生素为哪个

A. 维生素 A　　　　　　B. 维生素 D_2　　　　　C. 维生素 D_3

D. 维生素 E　　　　　　E. 维生素 K_1

11. 维生素 K_3 又称什么

A. 骨化醇　　　　　　　B. α-生育酚　　　　　　C. 胆骨化醇

D. 甲萘醌　　　　　　　E. 亚硫酸氢钠甲萘醌

12. 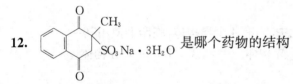 是哪个药物的结构

A. 维生素 D_2　　　　　B. 维生素 K_1　　　　　C. 维生素 E

D. 维生素 A　　　　　　E. 维生素 K_3

13. 维生素 B_1 又称什么

A. 盐酸硫胺　　　　　　B. 氰钴胺　　　　　　　C. 核黄素

D. 盐酸吡多辛　　　　　E. L-抗坏血酸

14. 维生素 B_1 水溶液与空气中的氧接触可显荧光,这是因为其被氧化成什么

A. 糠醛　　　　　　　　B. 感光黄素　　　　　　C. 硫色素

D. 光化色素　　　　　　E. 硫醇型化合物

15. 关于维生素 B_1 的描述,错误的是哪个

A. 水溶液显酸性

B. 应遮光、密封保存

C. 注射剂不能与碱性药物配伍

D. 能与某些生物碱沉淀试剂作用

E. 易被氧化,其注射液常加亚硫酸氢钠作抗氧剂

16. 化学名为氯化 4-甲基-3-[(2-甲基-4-氨基-5-嘧啶基)甲基]-5-(2-羟基乙基)噻唑
镓盐酸盐的药物是哪个

A. 维生素 D_2　　　　　B. 维生素 A_1　　　　　C. 维生素 E

D. 维生素 D_3　　　　　　E. 维生素 B_1

17. 下列哪种维生素的溶液与含有微量铁盐的砂芯过滤后呈红色
    A. 维生素 B_6　　　　　B. 维生素 B_2　　　　　C. 维生素 B_1
    D. 维生素 C　　　　　　E. 维生素 A_1

18. 维生素 B_{12} 结晶的颜色为哪种
    A. 白色　　　　　　　　B. 深红色　　　　　　　C. 橙黄色
    D. 淡黄色　　　　　　　E. 类白色

19. 抗坏血酸结构中有 2 个手性碳原子,故有 4 个光学异构体,指出下列结构中哪个是临床
    上使用的维生素 C

    A. 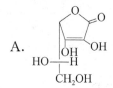　　　　B. 　　　　C.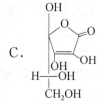

    D. 　　　　E.

20. 维生素 C 的化学结构式中含有 2 个手性中心,有 4 个异构体,临床上使用其
    A. L-(−)-异构体　　　B. L-(+)-异构体　　　C. D-(+)-异构体
    D. D-(−)-异构体　　　E. 混旋体

21. 维生素 C 有酸性,是因为其化学结构上有什么
    A. 羰基　　　　　　　　B. 酸羟基　　　　　　　C. 无机酸根
    D. 连二烯醇　　　　　　E. 共轭系统

22. 维生素 C 分子中酸性最强的羟基是哪个
    A. 2 位羟基　　　　　　B. 3 位羟基　　　　　　C. 4 位羟基
    D. 5 位羟基　　　　　　E. 6 位羟基

23. 维生素 C 具有很强的还原性,这是因为分子中含有什么
    A. 巯基　　　　　　　　B. 酚羟基　　　　　　　C. 共轭双键
    D. 连二烯醇　　　　　　E. 芳香第一胺

24. 维生素 C 可使 2,6-二氯靛酚试液的颜色消失,这是因为 2,6-二氯靛酚是什么
    A. 氧化剂　　　　　　　B. 还原剂　　　　　　　C. 络合物
    D. 催化剂　　　　　　　E. 脱水剂

25. 维生素 C 储存中颜色加深,是因为生成了下列哪种化合物聚合所致
    A. 草酸　　　　　　　　B. 糠醛　　　　　　　　C. 苏阿糖酸
    D. 去氢维生素 C　　　　E. 2,3-二酮古糖酸

26. 下列维生素中可作为水溶性制剂的抗氧剂的是哪一种
    A. 维生素 C　　　　　　B. 维生素 A　　　　　　C. 维生素 B_6

D．维生素 E　　　　　　　　E．维生素 B_1

27. 下列维生素中哪个具有酸、碱两性

　　A．维生素 C　　　　　　　B．烟酸　　　　　　　　C．盐酸硫胺

　　D．盐酸吡多辛　　　　　　E．维生素 B_2（核黄素）

28. 维生素 B_2 水溶液与维生素 C 作用可生成二氢核黄素而从水中析出，这是因为维生素 B_2
    具有什么性质

　　A．氧化性　　　　　　　　B．还原性　　　　　　　　C．水解性

　　D．旋光性　　　　　　　　E．碱性

29. 下列哪一项叙述与维生素的概念不相符合

　　A．体内需保持一定水平　　　　　　B．只能从食物中摄取

　　C．是受体的一个组成部分　　　　　　D．不能供给体内能量

　　E．是维持人体正常代谢功能所必需的微量物质

30. 不属于 B 族维生素的是哪个

　　A．盐酸硫胺　　　　　　　B．维生素 B_2（核黄素）　　　C．盐酸吡多辛

　　D．氰钴胺　　　　　　　　E．L-抗坏血酸

三、配伍选择题

1～5 题选项

A. （结构式）

B. （结构式）

C. （结构式）

D. （结构式）

E. （结构式）

1. 维生素 B_1

2. 维生素 B_2

3. 维生素 D_2

4. 维生素 B_6

5. 维生素 C

6～10 题选项

　　A．抗坏血酸　　　　　　　B．骨化醇　　　　　　　　C．核黄素

　　D．氰钴胺　　　　　　　　E．盐酸吡多辛

6. 维生素 B_2 又称为

7. 维生素 B_6 又称为

8. 维生素 B_{12} 又称为

9. 维生素 C 又称为

10. 维生素 D_2 又称为

11~15 题选项

    A. 维生素 D_2 B. 维生素 B_1 C. 维生素 A

    D. 维生素 K_1 E. 维生素 E

11. 属于苯并二氢吡喃类衍生物的药物是

12. 属于甾醇衍生物的药物是

13. 属于 2-甲基-1,4-萘醌类衍生物的药物是

14. 分子中含有共轭多烯醇侧链的药物是

15. 分子中含有嘧啶环和噻唑环的药物是

16~20 题选项

    A. 铁氰化钾   B. 二氯靛酚   C. 硝酸银

    D. 三氯化锑   E. 2,6-二氯对苯醌氯亚胺

16. 能使维生素 A 的氯仿溶液呈蓝色的试剂为

17. 可把维生素 B_1 氧化成具荧光的硫色素的试剂为

18. 维生素 B_6 能与其作用生成蓝色化合物的试剂为

19. 与维生素 C 作用生成黑色沉淀的试剂为

20. 与维生素 C 作用可使其在酸性溶液中所显的红色消失的试剂为

四、多项选择题

1. 关于维生素 A 的储存方法,正确的是哪些

    A. 凉暗处   B. 防冻   C. 密封

    D. 装入铝制容器内   E. 充氮气

2. 下列维生素中哪些是脂溶性维生素

    A. 维生素 A_1 B. 维生素 D_3 C. 维生素 B_1

    D. 维生素 C   E. 维生素 E

3. 下列维生素中哪些化学结构中含有手性碳原子

    A. 维生素 E   B. 维生素 K_3 C. 维生素 C

    D. 维生素 A   E. 维生素 B_1

4. 下列药物的立体异构体作用强度不同的有哪些

    A. 葡萄糖   B. 萘普生   C. 维生素 A

    D. 维生素 E   E. 维生素 C

5. 关于维生素 B_1 的描述,正确的是哪些

    A. 具有核糖结构   B. 属于脂溶性维生素

    C. 是和盐酸成盐的化合物   D. 具有嘧啶环及噻唑环

    E. 是两性化合物

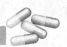

6. 维生素 B_2 具有哪些性质

    A．旋光性   B．酸性   C．碱性

    D．氧化性   E．水溶液显荧光性

7. 下列哪些化学结构具有维生素 B_6 作用

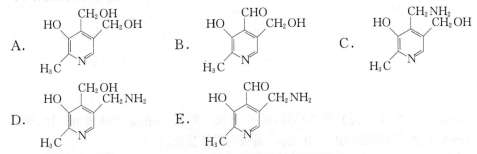

8. 水溶液不稳定,易被空气中的氧氧化变色的维生素是哪些

    A．烟酸   B．维生素 B_2 C．维生素 B_6

    D．维生素 B_1 E．L-抗坏血酸

9. 下列哪些描述与维生素 B_2 相符

    A．为脂溶性维生素

    B．在碱性溶液中极易分解

    C．在体内具有传递氢和电子的生理功能

    D．又名核黄素

    E．可用于治疗唇炎、舌炎和脂溢性皮炎等

10. 已加抗氧剂的维生素 C 注射液在储存过程中变成黄色,可能发生了哪些反应

    A．脱水   B．脱羧   C．水解

    D．氧化   E．还原

五、简答题

1. 为使维生素 A 不被破坏可以采取什么方法(至少举出 3 种)?

2. 为什么要在维生素 K_3 注射液中加入焦亚硫酸钠并且通入惰性气体?

3. 为什么维生素 B_1 注射剂不能与碱性药物,如磺胺类钠盐、苯巴比妥钠、氨茶碱等配伍使用。

4. 为什么制备维生素 B_6 时不能使用铁制容器?

5. 为什么维生素 C 只表现出一元弱酸性?

6. 维生素 C 的结构中哪一部分不稳定? 应怎样配制和保存其注射液?

7. 哪些维生素可作抗氧剂? 为什么?

8. 维生素 C 为什么在储存过程中会出现黄色斑点?

参考文献

1. 国家药典委员会. 中华人民共和国药典(2010 年版). 北京:中国医药科技出版社,2011.
2. 国家药典委员会. 临床用药须知. 北京:中国医药科技出版社,2011.
3. 陈新谦,金有豫,汤光,等. 新编药物学. 北京:人民卫生出版社,2011.
4. 尤启东. 药物化学. 北京:人民卫生出版社,2011.
5. 李淑敏. 药物化学. 济南:山东人民出版社,2014.
6. 马廷升. 药物化学. 北京:化学工业出版社,2013.
7. 贾娴. 药物化学课堂笔记. 北京:人民军医出版社,2011.
8. 葛淑兰. 归纳·释疑·提升练习:药物化学分册. 北京:人民卫生出版社,2010.

药物化学学习指导参考答案

第一章 绪 论

一、名词解释

1. 药物是指具有预防、缓解、诊断、治疗疾病及调节机体生理功能的物质。

2. 药物化学是研究药物的化学结构、制备方法、理化性质、构效关系、生物效应、体内代谢，以及寻找新药的方法和途径的一门学科。

3. 药物纯度是指药物的纯杂程度，也称药用纯度或药用规格，是药物中杂质限度的体现，具体表现在药物的性状、物理常数、有效成分的含量、生物活性等方面。

4. 杂质是药物生产和储存过程中可能引入的药物以外的其他物质。

5. 药品标准是国家控制药物质量的标准，是药品在生产、检验、供应、管理和使用等方面必须共同遵循的法定依据。

6. 通用名指中国药品通用名称（China Approved Drug Names，CADN），由药典委员会按照《药品通用名称命名原则》组织制定并报卫生和计划生育委员会备案的药品的法定名称，是同一种成分或相同配方组成的药品在中国境内的通用名称，具有强制性和约束性。

7. 化学名是根据药品的化学成分或化学结构确定的化学名称，有中文名和英文名。

8. 商品名是药品生产厂商自己确定，经药品监督管理部门核准的产品名称，在一个通用名下，由于生产厂家不同，可有多个商品名称。

二、单项选择题

1. B 2. B 3. B 4. A 5. D

三、配伍选择题

1. E 2. C 3. D 4. B 5. A 6. E 7. C 8. B 9. D 10. A

四、多项选择题

1. ABCDE 2. ADE 3. ABDE 4. ABCDE 5. CD 6. BDE 7. ABDE 8. ABC
9. ABCE 10. BDE

五、简答题

略

第二章　药物的化学结构和药效的关系

一、名词解释

1. 构效关系(SAR)是指药物的化学结构和药效之间的关系。

2. 结构非特异性药物是指药物的生物活性与化学结构关系较少,而主要受药物的理化性质的影响。

3. 结构特异性药物是指药物的生物活性主要受药物的化学结构与受体相互作用关系的影响。这类药物的化学结构稍微改变就可以影响其药效。

4. 受体是指一种具有立体结构的生物大分子,大部分为蛋白质,主要为糖蛋白或脂蛋白,有时也是酶、核酸和膜聚合体等。

5. 药效结构是指在构效关系研究中,具有相同药理作用的药物,其化学结构中相同的部分被称为药效结构或基本结构。

6. 分配系数 P 是指药物在生物相与水相中的浓度之比。P 值的大小表示化合物脂溶性的大小,P 值越大,则脂溶性越高。

7. 电荷转移复合物(CTC)是指在电子相对丰富的分子与电子相对缺乏的分子之间通过电荷转移发生键合形成的复合物。

二、单项选择题

1. E **2.** C **3.** E **4.** A **5.** B **6.** A **7.** C **8.** B **9.** E **10.** E **11.** C **12.** C
13. C **14.** A **15.** B **16.** A **17.** A **18.** D **19.** E **20.** E **21.** E **22.** D **23.** E
24. D **25.** B

三、配伍选择题

1. B **2.** C **3.** E **4.** D **5.** A **6.** B **7.** D **8.** A **9.** E **10.** C

四、多项选择题

1. ABCDE **2.** CDE **3.** ADE **4.** ABE **5.** AE **6.** ABC **7.** ABCDE **8.** ABCE
9. AB **10.** CE **11.** ACE **12.** ABCDE **13.** BCDE **14.** BCDE **15.** ABDE

五、简答题

略

第三章　药物的体内代谢和变质反应

一、名词解释

1. 第Ⅰ相生物转化又称为药物官能团化反应,是指在药物分子中引入某些极性基团(如羟基、巯基、氨基、羧基)或将药物分子中潜在的这些基团暴露出来,使药物的极性和水溶性增加,易于排泄,也使药物的疗效发生改变。药物代谢类型包括氧化反应、还原反应、水解反应等。

2. 第Ⅱ相生物结合又称结合反应,是指药物与内源性物质(如葡萄糖醛酸、硫酸盐、氨基酸、谷胱甘肽等)经共价键结合,生成极性大、易溶于水和易排泄出体外的结合物。

3. 谷胱甘肽是由谷氨酸、半胱氨酸和甘氨酸结合形成的,含有巯基的三肽,具有抗氧化作用和整合解毒作用。

4. 邻助作用是指某基团因邻位基团的影响,使得反应加速。

5. 自动氧化反应是指药物结构中因含有酚类、芳胺类、巯基类、碳碳双键类、杂环类等结构,在储存过程中被空气中氧气缓慢氧化的反应。

6. 先导化合物是一种具有药理学或生物学活性的化合物,可被用于开发新药,其化学结构可被进一步优化,以提高药效、选择性,改善药物动力学性质。

7. 软药是指本身具有治疗作用的药物,在生物体内作用后常转变成无活性和无毒性的化合物。

8. 硬药是指具有发挥药物作用所必需的结构特征的化合物,该化合物在生物体内不发生代谢或转化,可避免产生某些毒性代谢产物。

二、单项选择题

1. D 2. E 3. A 4. A 5. C 6. C 7. D 8. D 9. D 10. C 11. B 12. E

三、配伍选择题

1. B 2. A 3. E 4. D 5. C 6. D 7. B 8. C 9. A 10. E

四、多项选择题

1. ABCE 2. BDE 3. ABCD 4. ABCDE 5. ABCDE 6. ABC 7. BCDE
8. ABCDE 9. ABDE 10. BCDE

五、简答题

略

第四章　先导化合物的优化和结构修饰

一、名词解释

1. 经典的生物电子等排体是指一些原子或基团因外围电子数目相同或排列相似,而产生相似或拮抗的生物活性并具有相似物理或化学性质的分子或基团。

2. 非经典的生物电子等排体是指具有相似的性质(如大小、电荷分布、电负性和立体化学等)的原子或原子团相互替代时,可产生相似的活性或者拮抗的活性的作用。

3. 前药是指将药物经过化学结构修饰得到的在体外无活性或者活性较小,在体内经酶或非酶的转化释放出活性药物而发挥药效的化合物,称为前体药物,简称前药。

4. 原药是指药物经过结构修饰前的那个化合物。

5. 成盐修饰是指将具有酸性或碱性的药物转变成盐,达到增加药物水溶性,调节适当的pH值等目的。

6. 成酯修饰是指含有羟基、羧酸基的药物经酯化后得到相应的酯,达到降低药物的极性、解离度或酸碱性,增加药物的稳定性,减少药物的刺激性等目的。

二、单项选择题

1. E 2. B 3. E 4. C 5. E 6. D 7. E 8. A 9. D 10. E 11. D 12. E

三、配伍选择题

1. B 2. A 3. E 4. D 5. C 6. A 7. D 8. C 9. B 10. E 11. C 12. E
13. A 14. D 15. B

四、多项选择题

1. ABCDE 2. ABCDE 3. AE 4. ABCDE 5. CDE 6. ABCDE 7. ACE 8. BDE
9. ACDE 10. AB

五、简答题

略

第五章　麻醉药

一、填空题

1. 全身麻醉药　局部麻醉药 2. 吸入全麻药　静脉麻醉药 3. 过氧化物、醛　新制的碘化钾淀粉 4. 不　麝香草酚 5. 1　2　外消旋体 6. 普鲁卡因　酯键　对氨基苯甲酸二乙胺基乙醇 7. 芳伯氨基　酯键　还原　水解 8. 芳酸酯　酰胺　氨基酮 9. 亲脂部分　中间连接链　亲水部分 10. 酰胺基的邻位有2个甲基　酰胺基

二、单项选择题

1. A 2. E 3. B 4. B 5. A 6. D 7. A 8. E 9. E 10. A 11. E 12. B
13. A 14. D 15. E 16. C 17. B 18. A 19. C 20. E 21. E 22. D 23. E
24. B 25. B

三、配伍选择题

1. B 2. C 3. D 4. A 5. E 6. E 7. E 8. C 9. A 10. B

四、多项选择题

1. ABD 2. CE 3. AD 4. BCE 5. ABDE 6. ACE 7. DE 8. DE 9. DE
10. ACD 11. ACDE 12. AE

五、简答题

略

第六章　镇静催眠药、抗癫痫药、抗震颤麻痹药及抗精神失常药

一、填空题

1. 互变异构　弱酸　浑浊 2. 酰脲 3. 解离常数　脂水分配系数　5位碳上取代基
4. 5位碳 5. 替马西泮　奥沙西泮 6. 稳定性　与受体的亲和力 7. 碱　二氧化碳　苯妥英 8. 聚合　氧化 9. 吩噻嗪环　光化毒反应 10. 丁酰苯类　增强

二、单项选择题

1. E 2. B 3. B 4. B 5. A 6. E 7. A 8. D 9. C 10. E 11. E 12. C
13. C 14. E 15. D 16. A 17. B 18. E 19. A 20. E 21. B 22. D 23. E
24. A 25. E 26. E 27. A 28. A 29. A 30. E 31. A 32. C 33. A 34. C
35. A 36. E 37. D 38. C 39. D 40. A 41. D 42. E 43. D 44. A 45. D
46. A 47. E 48. B 49. B 50. E

三、配伍选择题

1. B 2. E 3. D 4. A 5. C 6. B 7. A 8. D 9. C 10. E 11. C 12. A

13. E **14.** B **15.** D **16.** D **17.** E **18.** C **19.** B **20.** A

四、多项选择题

1. BDE **2.** BE **3.** ABCD **4.** ACE **5.** BCD **6.** ABC **7.** AB **8.** BCDE **9.** ABCD

10. BCDE **11.** ABDE **12.** AB **13.** AB **14.** ACD **15.** DE **16.** CE **17.** DE

18. ABCDE **19.** BCDE **20.** ABCDE

五、简答题

略

第七章 镇痛药和镇咳祛痰药

一、填空题

1. 阿片 《麻醉药品管理条例》 **2.** 3 位羟基 6 位羟基 N-甲基 **3.** 酚羟基 弱酸 叔胺 弱碱 **4.** 酚羟基 伪吗啡 N-氧化吗啡 **5.** 拮抗剂 烯丙 **6.** 1-甲基-4-苯基-4-哌啶甲酸乙酯盐酸盐 度冷丁 **7.** 4,4-二苯基-6-(二甲氨基)-3-庚酮盐酸盐 1 左旋 右旋 外消旋 **8.** 叔胺结构 酚羟基

二、单项选择题

1. C **2.** A **3.** E **4.** D **5.** D **6.** E **7.** A **8.** B **9.** C **10.** C **11.** A **12.** D

13. C **14.** E **15.** A **16.** A **17.** D **18.** E **19.** E **20.** A

三、配伍选择题

1. D **2.** A **3.** C **4.** B **5.** E **6.** A **7.** D **8.** B **9.** C **10.** E

四、多项选择题

1. ABDE **2.** ABCD **3.** ACDE **4.** ACDE **5.** ACDE **6.** ABCDE **7.** BD **8.** ADE

9. CDE **10.** ABCDE

五、简答题

略

第八章 中枢兴奋药

一、填空题

1. 提高 大脑皮质兴奋药 延髓兴奋药 促进大脑功能恢复的药物 咖啡因 尼可刹米 甲氯芬酯 **2.** 黄嘌呤类 酰胺类 其他类 **3.** 苯甲酸钠 咖啡因 **4.** 紫脲酸铵

5. 1 4

二、单项选择题

1. E **2.** A **3.** C **4.** E **5.** A **6.** E **7.** A **8.** A **9.** E **10.** C **11.** E **12.** B

三、配伍选择题

1. E **2.** A **3.** D **4.** C **5.** B **6.** D **7.** E **8.** B **9.** A **10.** C

四、多项选择题

1. ACE **2.** BD **3.** CE **4.** DE **5.** AD

五、简答题

略

第九章　拟胆碱药和抗胆碱药

一、填空题

1. 抗胆碱酯酶药　溴新斯的明　碘解磷定　2. 季铵盐　中枢神经系统　前派姆　3. 碘
5%葡萄糖　4. 莨菪酸　苯甲醛　5. 酯键　莨菪醇　莨菪酸　6. 安坦　三硝基苯酚

二、单项选择题

1. A　2. B　3. A　4. B　5. E　6. D　7. E　8. C　9. B　10. C　11. E　12. D　13. A
14. B　15. B

三、配伍选择题

1. D　2. E　3. A　4. C　5. B　6. B　7. E　8. C　9. A　10. D

四、多项选择题

1. BD　2. BE　3. ABDE　4. AB　5. ACDE　6. ACDE　7. ABDE　8. AC　9. ABCD
10. ABCDE

五、简答题

略

第十章　肾上腺素能药和抗肾上腺素药

一、填空题

1. R　左　氧化变质　2. 儿茶酚胺　肾上腺素红　抗氧剂　3. 10%氯化钾　4. 过氧化氢
肾上腺素　去甲肾上腺素　去氧肾上腺素　5. 舒喘灵　酚羟基　6. 2个　4个　麻黄碱

伪麻黄碱　7. 氧化　甲胺　苯甲醛　8. 邻苯二酚　9. $X - \overset{\beta}{CH} - \overset{\alpha}{CH} - NHR_2$ 　2个

10. 1-异丙氨基-3-(1-萘氧基)-2-丙醇盐酸盐　外消旋体

二、单项选择题

1. E　2. B　3. A　4. D　5. C　6. E　7. A　8. A　9. E　10. C　11. E　12. E
13. E　14. E　15. E　16. A　17. B　18. E　19. A　20. E

三、配伍选择题

1. B　2. C　3. A　4. E　5. D　6. B　7. D　8. C　9. E　10. A　11. A　12. E
13. C　14. B　15. D

四、多项选择题

1. BCDE　2. ACD　3. ABCDE　4. ABC　5. ABDE　6. ABCD　7. BC　8. ACDE
9. ABCDE　10. BDE　11. ABDE　12. ABD

五、简答题

略

第十一章　抗过敏药和抗消化道溃疡药

一、填空题

1. 抗过敏药　抗溃疡药　2.

氨基醚类　乙二胺类　丙胺类　三环类　哌嗪类　哌啶类　3. 血脑屏障　嗜睡、神经过敏　镇痛　4. 扑尔敏　1个　1对外消旋体　5. 二硝基苯肼　6. —S—　硫化氢　7. 咪唑类　呋喃类　噻唑类　其他类　8. H_2受体拮抗剂　组胺　9. 雷尼替丁　咪唑环　10. 弱碱性　亚磺酰基

二、单项选择题

1. B　2. C　3. A　4. A　5. C　6. D　7. B　8. E　9. D　10. C　11. B　12. E　13. B　14. E　15. B　16. E　17. C　18. E　19. D　20. E　21. A　22. A　23. C　24. C　25. A

三、配伍选择题

1. D　2. E　3. C　4. A　5. B　6. C　7. D　8. A　9. E　10. B　11. D　12. C　13. A　14. E　15. B　16. E　17. C　18. B　19. A　20. D

四、多项选择题

1. ABCD　2. ABC　3. BCDE　4. AE　5. ABCDE　6. CDE　7. ACD　8. BD　9. ABDE　10. ABC　11. ABDE　12. CD　13. CDE　14. ACE　15. ABCDE

五、简答题

略

第十二章　解热镇痛药及非甾体抗炎药

一、填空题

1. NSAIDs　无　2. 水杨酸类　苯胺类　吡唑酮类　3. 阿司匹林铝　胃　4. 差　赖氨匹林　增加　5. 阿司匹林　对乙酰氨基酚　6. 环氧化酶抑制剂　胃　7. 水杨酸　浓硫酸　水杨酸　乙酰水杨酸酐　8. 亚甲基磺酸钠　注射液　9. 次氯酸钠　10. 3,5-吡唑烷二酮类　邻氨基苯甲酸类　吲哚乙酸类　芳基烷酸类　1,2-苯并噻嗪类　11. 生物电子等排原理　吲哚美辛　12. 秋水仙碱　别嘌醇　丙磺舒

二、单项选择题

1. B　2. A　3. C　4. A　5. E　6. B　7. E　8. A　9. E　10. D　11. B　12. E　13. A　14. D　15. B　16. E　17. A　18. B　19. E　20. E　21. D　22. A　23. A　24. D　25. D　26. E　27. D　28. B　29. D　30. B

三、配伍选择题

1. D 2. C 3. A 4. E 5. B 6. B 7. D 8. A 9. C 10. E 11. B 12. D
13. C 14. A 15. E 16. D 17. E 18. A 19. C 20. B

四、多项选择题

1. ACD 2. ABCD 3. ABCE 4. ACE 5. ACDE 6. AE 7. ABE 8. CE 9. CDE
10. CDE 11. BCD 12. ABDE 13. BC 14. CD 15. ACE

五、简答题

略

第十三章　心血管系统药物

一、填空题

1. 洛伐他汀　辛伐他汀　2. 冠心平、安妥明　异羟肟酸铁　3. 二氢吡啶类　芳烷基胺类　苯并硫氮杂䓬类　二苯哌嗪类　4. 左旋　右旋　5. 光化学歧化　遮光　6. 潘生丁　荧光　7. 右旋　左旋奎宁　8. -SH　螯合剂或抗氧剂

二、单项选择题

1. C 2. E 3. C 4. D 5. E 6. A 7. E 8. C 9. E 10. E 11. E 12. A
13. B 14. C 15. C 16. E 17. D 18. A 19. E 20. A 21. C 22. C 23. B
24. D 25. D 26. E 27. A 28. D 29. D 30. E 31. B 32. A 33. D 34. E
35. D

三、配伍选择题

1. B 2. A 3. D 4. C 5. E 6. B 7. D 8. A 9. E 10. C 11. E 12. C
13. D 14. B 15. A

四、多项选择题

1. ABCD 2. ADE 3. ABDE 4. BCDE 5. AE 6. BE 7. ABCE 8. ACE
9. ADE 10. ABD 11. ABDE 12. ACE 13. ABCD 14. ADE 15. ABC 16. BD
17. BCE 18. BCDE 19. ACD 20. ABCDE

五、简答题

略

第十四章　抗生素

一、填空题

1. β-内酰胺环　2. 3　8　2S,5S,6R　2　4　6R,7R　3. 青霉素类　头孢菌素类　单环β-内酰胺类　碳青霉烯类　氧青霉素类　青霉烷砜类　4. 1个电负性较强的氧原子　酸
5. 1个较大的基团　酶　6. 氨基　羧基　磺酸基　氨苄西林　阿莫西林　7. 单环β-内酰胺类　β-内酰胺酶抑制剂　氨苄西林　8. 羟胺　酒红色羟异肟酸铁　9. 茚三酮溶液　羧基和酚羟基　碱性的氨基　10. 十四元或十六元环　羟基　11. 琥珀酸乙酯　无　12. 1,3-二氨基肌醇、2-脱氧链霉胺　氨基糖　13. 氢化并四苯　14. C_5 位上羟基与 C_2 位上二甲氨

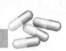

基之间形成氢键　　C_7 位上的氯原子具空间排斥作用　15. 2　4　D-（−)-苏阿糖型

二、单项选择题

1. B　2. A　3. B　4. A　5. C　6. D　7. D　8. E　9. B　10. C　11. C　12. E
13. B　14. B　15. E　16. C　17. A　18. B　19. B　20. B　21. E　22. D　23. D
24. D　25. E　26. D　27. C　28. B　29. C　30. E　31. D　32. A　33. D　34. D
35. B

三、配伍选择题

1. D　2. B　3. C　4. E　5. A　6. B　7. E　8. D　9. C　10. A　11. D　12. C
13. B　14. A　15. E

四、多项选择题

1. ABCDE　2. AE　3. BC　4. ABE　5. ABD　6. ADE　7. ABCD　8. AB　9. CD
10. ABCDE　11. BDE　12. BCDE　13. ABCE　14. BCDE　15. BCDE

五、简答题
略

第十五章　合成抗菌药及抗病毒药

一、填空题

1. 3位羧基和4位酮基　哌嗪　氟原子　吡酮酸　2. 对氨基苯磺酰胺　3. CO_2　不宜
4. 磺胺异噁唑　5. 磺胺嘧啶　6. PAS－Na　酚羟基　7. 4-吡啶甲酰肼　雷米封　肼基
避光　8. 2个　3个　左旋体　右旋体　内消旋体　9. 铁离子　麦芽酚　10. 醛基　链
霉素酸　11. 次溴酸钠试液　坂口　12. 异喹啉类　高锰酸钾　13. 呋喃坦啶　氢氧化钠
试液　弱酸　硝酸银试液　2-硝基呋喃　14. 三氮唑核苷、病毒唑　氨气　15. 乙磺酰基

二、单项选择题

1. A　2. D　3. D　4. B　5. D　6. A　7. E　8. D　9. A　10. C　11. D　12. B
13. C　14. D　15. E　16. D　17. B　18. C　19. A　20. B　21. D　22. E　23. A
24. E　25. D　26. B　27. C　28. E　29. A　30. B

三、配伍选择题

1. D　2. C　3. A　4. B　5. E　6. A　7. B　8. C　9. E　10. D　11. B　12. A
13. D　14. C　15. E　16. B　17. E　18. D　19. C　20. A

四、多项选择题

1. ABE　2. ACE　3. ABCDE　4. ABE　5. BCDE　6. ABC　7. ABCD　8. ABCE
9. ACD　10. BD　11. ABE　12. ACD　13. BD　14. ACDE　15. ACD　16. ABC
17. ABCE　18. ABCD　19. BDE　20. ABCD

五、简答题
略

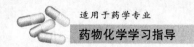
第十六章　抗寄生虫病药

一、填空题

1. 哌嗪类　咪唑类　嘧啶类　苯咪类　三萜　酚类　哌嗪　左旋咪唑　噻嘧啶　甲苯达唑　川楝素　鹤草酚　2. 巯基　亚硝基铁氰化钠　3. 硫化氢　醋酸铅　4. 对氯喹有耐药性的恶性疟原虫感染　过氧键　双氢青蒿素　5. 二氢叶酸还原酶　6. 溴水或氯水　氨水　绿奎宁

二、单项选择题

1. E　2. D　3. D　4. B　5. D　6. B　7. A　8. C　9. E　10. B　11. B　12. E　13. C　14. E　15. E　16. E　17. D　18. D　19. E　20. D

三、配伍选择题

1. D　2. C　3. A　4. E　5. B　6. C　7. C　8. A　9. E　10. B

四、多项选择题

1. ABC　2. ABE　3. BCDE　4. BCD　5. ABCD　6. CDE　7. ABCE　8. ACE　9. BCDE　10. ABCD

五、简答题

略

第十七章　抗肿瘤药物

一、填空题

1. 缺电子活泼中间体　活泼亲电性基团　DNA 和 RNA　2. 氮芥类　乙撑亚胺类　亚硝基脲类　甲磺酸酯多元醇类　盐酸氮芥　塞替派　卡莫司汀　白消安　二溴甘露醇　3. 脂肪　盐酸氮芥　芳香　苯丁酸氮芥　氨基酸　美法仑　杂环　乌拉莫司汀　甾体　尼莫司汀　4. 水解　碱性　5. 丙烯醛　磷酰氮芥　氮芥　6. 5-氟-2,4-(1H,3H)-嘧啶二酮　5-FU　7. 酮式　溴试液　8. 6-MP　醋酸铅　硝酸银试液

二、单项选择题

1. E　2. D　3. C　4. A　5. E　6. A　7. E　8. A　9. C　10. D　11. A　12. A

三、配伍选择题

1. E　2. B　3. A　4. C　5. D　6. D　7. B　8. E　9. C　10. A

四、多项选择题

1. ABCE　2. BCD　3. ADE　4. ABCDE　5. ABCD　6. BCDE　7. CDE　8. AB　9. BCD　10. ABCDE

五、简答题

略

第十八章 激素类药物

一、填空题

1. 环戊烷并多氢菲 雄甾烷 雌甾烷 孕甾烷 **2.** 雌甾烷 苯环 酚羟基或与酸形成的酯 **3.** 雌甾-1,3,5(10)-三烯-3,17β-二醇 **4.** 硝酸银 炔雌醇银盐沉淀 **5.** 醋酸乙酯 3 **6.** 2个羰基 C_3 位上的羰基 **7.** 牛 **8.** 甲苯磺丁脲、氯磺丙脲 格列本脲、格列齐特、格列吡嗪 格列美脲 **9.** 酰脲 酸性 **10.** 优降糖 酰脲

二、单项选择题

1. E 2. E 3. D 4. A 5. C 6. C 7. E 8. B 9. B 10. A 11. A 12. D
13. C 14. E 15. E 16. D 17. E 18. B 19. D 20. E 21. A 22. C 23. E
24. D 25. E

三、配伍选择题

1. E 2. A 3. D 4. B 5. C 6. D 7. A 8. B 9. E 10. C 11. A 12. C
13. E 14. D 15. B

四、多项选择题

1. ABC 2. CD 3. ACD 4. CE 5. CDE 6. BD 7. AD 8. BE 9. ACDE 10. BE

五、简答题

略

第十九章 维生素类药物

一、填空题

1. 维生素A 维生素A原 **2.** β-紫罗兰酮环与共轭多烯醇的侧链 16个全反式 维生素 A_1 **3.** 抗佝偻病 甾醇 维生素 D_3 **4.** 生殖功能 苯并二氢吡喃 酚羟基 **5.** 凝血作用 维生素 K_3 **6.** 盐酸硫胺 硫色素 **7.** 核黄素 酰亚胺结构 N_5 **8.** 抗坏血酸 2个 4个 L-(+)-抗坏血酸

二、单项选择题

1. C 2. E 3. C 4. E 5. E 6. D 7. A 8. E 9. B 10. D 11. E 12. E
13. A 14. C 15. E 16. E 17. A 18. B 19. B 20. B 21. D 22. B 23. D
24. A 25. B 26. A 27. E 28. A 29. C 30. E

三、配伍选择题

1. E 2. D 3. C 4. A 5. B 6. C 7. E 8. D 9. A 10. B 11. E 12. A
13. D 14. C 15. B 16. D 17. A 18. E 19. C 20. B

四、多项选择题

1. ACDE 2. ABE 3. ABC 4. ABCDE 5. CD 6. BCDE 7. ABC 8. CDE
9. ABCD 10. ABC

五、简答题

略